Série Alergia e Imunologia da
Associação Brasileira de Alergia e Imunologia

Esofagite Eosinofílica

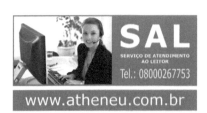

**Série Alergia e Imunologia da
Associação Brasileira de Alergia e Imunologia**

Editores da Série
**Emanuel Sávio Cavalcanti Sarinho
Valéria Soraya de Farias Sales
Norma de Paula Motta Rubini**

Esofagite Eosinofílica

Editora do Volume
Ariana Campos Yang

Coordenadora do Volume
Jackeline Motta Franco

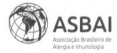
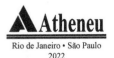

Rio de Janeiro • São Paulo
2022

EDITORA ATHENEU

São Paulo — Rua Maria Paula, 123 – 18° andar
Tel.: (11) 2858-8750
E-mail: atheneu@atheneu.com.br

Rio de Janeiro — Rua Bambina, 74
Tel.: (21) 3094-1295
E-mail: atheneu@atheneu.com.br

CAPA: Paulo Verardo
PRODUÇÃO EDITORIAL: MKX Editorial

CIP-BRASIL. CATALOGAÇÃO NA PUBLICAÇÃO
SINDICATO NACIONAL DOS EDITORES DE LIVROS, RJ

E73

Esofagite eosinofílica / editor Ariana Campos Yang ; coordenação Jackeline Motta Franco ; editores da série Emanuel Sávio Cavalcanti Sarinho, Valéria Soraya de Farias Sales, Norma de Paula Motta Rubini - 1. ed. - Rio de Janeiro : Atheneu, 2022.
il. ; 18 cm. (Alergia e imunologia da Associação Brasileira de Imunologia e Alergia)

Inclui bibliografia e índice
ISBN 978-65-5586-587-5.

1. Esôfago - Doenças. 2. Eosinofilica. I. Yang, Ariana Campos. II. Franco, Jackeline Motta. III. Sarinho, Emanuel Sávio Cavalcanti. IV. Sales, Valéria Soraya deFarias. V. Rubini, Norma de Paula Motta. VI. Série.

22-78747

CDD: 616.32
CDU: 616.32

Gabriela Faray Ferreira Lopes – Bibliotecária – CRB-7/6643
05/07/2022   08/07/2022

YANG, A.C.; FRANCO, J.M.
SÉRIE ALERGIA E IMUNOLOGIA DA ASSOCIAÇÃO BRASILEIRA DE ALERGIA E IMUNOLOGIA
Volume – Esofagite Eosinofílica

©*Direitos reservados à EDITORA ATHENEU – Rio de Janeiro, São Paulo, 2022.*

Editores da Série

Emanuel Sávio Cavalcanti Sarinho
Professor Titular da Universidade Federal de Pernambuco (UFPE). Supervisor do Programa de Residência Médica em Alergia e Imunologia Clínica da UFPE. Presidente da Associação Brasileira de Alergia e Imunologia (ASBAI) (biênio 2021-2022).

Valéria Soraya de Farias Sales
Médica pela Universidade Federal de Campina Grande (UFCG). Mestra em Microbiologia e Imunologia pela Universidade Federal de São Paulo (Unifesp). Doutora em Imunologia Básica e Aplicada pela Universidade de São Paulo (USP). Professora Titular da Universidade Federal do Rio Grande do Norte (UFRN). Especialista em Alergia e Imunologia. Diretora Científica Adjunta da Associação Brasileira de Alergia e Imunologia (ASBAI) (biênio 2021-2022).

Norma de Paula Motta Rubini
Professora Titular Emérita de Alergia e Imunologia da Escola de Medicina e Cirurgia da Universidade Federal do Estado do Rio de Janeiro (UNIRIO). Professora do Curso de Pós-Graduação em Alergia e Imunologia da UNIRIO. Membro do Comitê de Alergia e Imunologia da Sociedade de Pediatria do Estado do Rio de Janeiro (SOPERJ). Diretora Científica da Associação Brasileira de Alergia e Imunologia (ASBAI). Presidente Vitalícia da ASBAI.

Editora do Volume

Ariana Campos Yang

Doutora em Ciências pela Universidade de São Paulo (USP). Médica-Assistente com função de Docente na Disciplina de Alergia e Imunologia da Faculdade de Ciências Médicas Universidade Estadual de Campinas (FCM-Unicamp). Médica-Assistente Coordenadora dos Ambulatórios de Alergia Alimentar, Dermatite Atópica e Esofagite Eosinofílica do Hospital das Clínicas da Faculdade de Medicina da USP (HCFMUSP).

Coordenadora do Volume

Jackeline Motta Franco

Médica, Pediatra e Alergista. Mestra em Ciências da Saúde pela Universidade Federal de Sergipe (UFS). Doutora em Ciências Aplicadas à Pediatria pela Escola Paulista de Medicina da Universidade Federal de São Paulo (EPM/Unifesp). Coordenadora do Núcleo de Alergia Alimentar de Sergipe da UFS. Coordenadora do Departamento Científico de Alergia Alimentar da Associação Brasileira de Alergia e Imunologia Clínica (ASBAI) (biênio 2021-2022).

Colaboradores

Adriana Márcia da Cunha Barbosa

Especialista em Alergia e Imunologia pela Associação Brasileira de Alergia e Imunologia (ASBAI) e Associação Médica Brasileira (AMB). Mestra em Ciências pela Universidade de São Paulo (USP). Pós-Graduação atual com fins de Doutorado pela USP na área de Esofagite Eosinofílica.

Ana Carolina Rozalem Reali

Médica Pediatra, Alergista e Imunologista. Mestra em Ciências Aplicadas à Pediatria pela Escola Paulista de Medicina da Universidade Federal de São Paulo (EPM/Unifesp).

Ana Flávia Bernardes de Sousa

Especialista em Alergia e Imunologia. Residência Médica na Universidade Estadual de Campinas (Unicamp). Mestra em Ciências pela Unicamp. Médica-Assistente Voluntária no Ambulatório de Alergia Alimentar e Esofagite Eosinofílica da Unicamp. Membro da Associação Brasileira de Alergia e Imunologia (ASBAI) e do Grupo de Estudos Brasileiro em Angioedema Hereditário (GEBRAEH).

Ana Paula B. Moschione Castro

Mestra e Doutora em Ciências pela Faculdade de Medicina da Universidade de São Paulo (FMUSP). Médica Responsável pelo Ambulatório de Alergia Alimentar do Instituto da Criança do Hospital das Clínicas da FMUSP (ICr-HCFMUSP). Médica da Unidade de Alergia e Imunologia do ICr-HCFMUSP.

Bárbara Luiza de Britto

Mestra pelo Programa de Pós-Graduação em Pediatria e Ciências Aplicadas à Pediatria da Universidade Federal de São Paulo (Unifesp). Pediatra, Alergista e Imunologista pela Unifesp. Título de Especialista pela Sociedade Brasileira de Pediatria (SBP) e pela Associação Brasileira de Alergia e Imunologia (ASBAI). Docente do Centro Universitário de Mineiros (UNIFIMES) – Campus Trindade. Preceptora do Ambulatório de Alergia e Imunologia da Pontifícia Universidade Católica de Goiás (PUC-Goiás). Secretária da Diretoria Executiva da ASBAI – Regional São Paulo (biênio 2021-2022). Membro do Departamento Científico de Alergia Alimentar da ASBAI (biênio 2021-2022).

Bruna Pultrini Aquilante

Médica pela Pontifícia Universidade Católica de Campinas (PUC--Campinas). Pediatra pelo Instituto da Criança do Hospital das Clínicas da Faculdade de Medicina da Universidade de São Paulo (ICr-HCFMUSP). Especialista em Alergia e Imunologia pelo ICr-HCFMUSP. Doutoranda Colaboradora do Ambulatório de Alergia Alimentar e Esofagite Eosinofílica do ICr-HCFMUSP.

Catherine Sonaly Ferreira Martins

Médica Alergista e Imunologista pela Faculdade de Medicina de Ribeirão Preto da Universidade de São Paulo (FMRP-USP). Professora Assistente da Disciplina de Alergia e Imunologia Clínica da Universidade Federal de Campina Grande (UFCG). Pós-Graduanda do Serviço de Alergia e Imunologia Clínica da Faculdade de Medicina da USP (FMUSP).Titular da Associação Brasileira de Alergia e Imunologia (ASBAI).

Claudia Leiko Yonekura Anagusko

Médica pela Faculdade de Medicina de Ribeirão Preto da Universidade de São Paulo (FMRP-USP). Residência Médica em Alergia e Imunologia pela Faculdade de Medicina da USP (FMUSP). Título de Especialista pela Associação Brasileira de Alergia e Imunologia (ASBAI). Colaboradora do Ambulatório de Alergia Alimentar e Esofagite Eosinofílica do Hospital das Clínicas da FMUSP (HCFMUSP).

Fabiane Pomiecinski

Mestra em Alergia e Imunologia pela Universidade de São Paulo (USP). Professora do Curso de Medicina da Universidade de Fortaleza (UNIFOR).

Germana Pimentel Stefani

Mestra em Epidemiologia pela Universidade Federal de Goiás (UFG). Especialista em Alergia e Imunologia pela Associação Brasileira de Alergia e Imunologia e Associação Médica Brasileira (ASBAI/AMB). Especialista em Pediatria pela Sociedade Brasileira de Pediatria e AMB (SBP/AMB). Médica-Assistente do Ambulatório de Alergia Alimentar da Secretaria Municipal de Saúde de Goiânia.

Ingrid Pimentel Cunha M. Souza Lima

Especialista em Alergia pela Associação Brasileira de Alergia e Imunologia (ASBAI). Tesoureira da ASBAI – Regional Minas Gerais (biênio 2021-2022). Mestra em Saúde pela Universidade Federal de Juiz de Fora (UFJF). Membro da Comissão de Alergia Alimentar da ASBAI. Membro da Comissão de Assuntos Comunitários da ASBAI.

José Carlison Santos de Oliveira

Médico do Serviço de Alergia e Imunologia do Hospital Universitário Professor Edgar Santos da Universidade Federal da Bahia (UFBA). Mestre em Ciências da Saúde pela UFBA. Especialista em Alergia e Imunologia pela Associação Brasileira de Alergia e Imunologia (ASBAI) e Pediatria pela Sociedade Brasileira de Pediatria (SBP).

José Luiz de Magalhães Rios

Mestre em Imunologia. Doutor em Clínica Médica pela Universidade Federal do Rio de Janeiro (UFRJ). Coordenador da Pós-Graduação em Alergia e Imunologia do Hospital Central do Exército do Centro Universitário Arthur Sá Earp Neto (HCE/UNIFASE).

Lucila Camargo Lopes de Oliveira

Professora Adjunta da Disciplina de Alergia, Imunologia Clínica e Reumatologia do Departamento de Pediatria da Escola Paulista de Medicina da Universidade Federal de São Paulo (EPM/Unifesp). Membro da Comissão de Alergia Alimentar da Associação Brasileira de Alergia e Imunologia (ASBAI) e da SLaai (Sociedad Latinoamericana de Alergia, Asma e Inmunología). Título de Especialista em Alergia e Imunologia pela ASBAI e European Academy of Allergy and Clinical Immunology (EAACI).

Nathalia Barroso Acatauassú Ferreira

Membro do Departamento Científico de Alergia Alimentar da Associação Brasileira de Alergia e Imunologia (ASBAI). Membro da Diretoria da ASBAI – Regional Pará. Especialista em Alergia e Imunologia pela ASBAI. Residência Médica pela Universidade Federal de São Paulo (Unifesp). Especialista em Pediatria pela Sociedade Brasileira de Pediatria (SBP). Residência Médica pela Fundação Santa Casa de Misericórdia de São Paulo (FSCMSP).

Renata Rodrigues Cocco

Pediatra. Alergista e Imunologista. Doutora em Ciências da Saúde pela Universidade Federal de São Paulo (Unifesp). Professora Assistente de Pediatria da Faculdade Israelita de Ciências da Saúde Albert Einstein (FICSAE).

Valéria Botan Gonçalves

Mestra e Doutora em Imunologia Médica pela Universidade de Brasília (UnB). Especialista em Alergia e Imunologia pela Associação Brasileira de Alergia e Imunologia (ASBAI). Especialista em Pediatria pela Sociedade Brasileira de Pediatria (SBP).

Prefácio

A esofagite eosinofílica é uma doença que está aumentando de prevalência e desafiando-nos em termos de prevenção, diagnóstico e tratamento.

Este livro preenche uma lacuna inédita no Brasil e consolida essa afecção como um desafio inerente à prática da imunoalergia, com a interface necessária com as outras especialidades.

Os mecanismos imunológicos, a predisposição genética, a relação com atopia e alergia alimentar e os respectivos fenótipos e endótipos servem de fundamento teórico para a adequada compreensão clínica dessa entidade nosológica fascinante.

A suspeita diagnóstica nas diferentes fases da vida, os achados da endoscopia digestiva, a investigação da sensibilização alérgica, os critérios diagnósticos e o diagnóstico diferencial são ferramentas fundamentais na abordagem adequada do paciente.

As opções terapêuticas estão cada vez mais evoluídas e incluem os inibidores de bomba de prótons, os corticoides deglutidos, as dietas de restrição, além de medidas para complicações disfágicas e de estreitamento. Ainda são abordados os seguintes temas: perspectivas no tratamento com imunobiológicos e pequenas moléculas, terapia de manutenção e prognóstico da afecção.

Assim, este livro foi estruturado de modo a abranger os vários aspectos da esofagite eosinofílica. As lacunas existentes no conhecimento dessa doença, cada vez mais frequente, foram compensadas pela organização esmerada do livro e pelo cuidado com que os diversos autores escreveram cada capítulo a partir do que existe de robustez científica.

Gostaríamos de agradecer aos colegas do Departamento de Alergia Alimentar da Associação Brasileira de Alergia e Imunologia (ASBAI) e aos demais autores que escreveram de maneira clara, objetiva e atualizada.

O conhecimento aqui expresso com certeza será muito útil para o melhor atendimento ao paciente, o cerne de nossa atuação enquanto médicos.

Desejamos que aproveitem este livro, inédito em nosso país.

Atenciosamente,

Ariana Campos Yang
Norma de Paula Motta Rubini
Emanuel Sávio Cavalcanti Sarinho

Apresentação

"A alegria que se tem em pensar e aprender
faz-nos pensar e aprender ainda mais."
Aristóteles

Este livro é oportunidade que a Associação Brasileira de Alergia e Imunologia (ASBAI) nos propicia para experimentar essa verdade. O conhecimento sobre Esofagite Eosinofílica está em constante evolução e acompanhar esse processo evolutivo de atualização na nossa especialidade nos permite crescer e fazer mais e melhor por nosso paciente. Isso é uma alegria!

Ariana Campos Yang

Sumário

1 Introdução, 1
Ariana Campos Yang
Norma de Paula Motta Rubini
Emanuel Sávio Cavalcanti Sarinho

2 Etiopatogenia, 3
2.1 Mecanismos Imunológicos, 4
Renata Rodrigues Cocco

2.2 Associação com Atopia e Alergia Alimentar, 7
Fabiane Pomiecinski

2.3 Genética, 15
Germana Pimentel Stefani

2.4 Esofagite Eosinofílica – Fenótipos e Endótipos, 18
José Carlison Santos de Oliveira

3 Quando Suspeitar de EoE: Sinais e Sintomas nas Diferentes Fases da Vida, 27
Jackeline Motta Franco
Ana Flávia Bernardes de Sousa

4 Diagnóstico, 33
Adriana Márcia da Cunha Barbosa
Lucila Camargo Lopes de Oliveira
Ana Paula B. Moschione Castro

4.1 Endoscopia Digestiva, 34
4.2 Investigação da Sensibilização/Alergia a Alimentos, 39
4.3 Critérios Diagnósticos, 41

5 Diagnóstico Diferencial, 47
Ana Flávia Bernardes de Sousa

6 Diagnóstico de Complicações da EoE, 53
Bruna Pultrini Aquilante

7 Opções Terapêuticas da EoE, 61
7.1 Inibidores de Bomba de Prótons, 62
Ingrid Pimentel Cunha M. Souza Lima

7.2 Corticoides Deglutidos, 66
Nathalia Barroso Acatauassú Ferreira

7.3 Dietas de Restrição, 70
Ana Carolina Rozalem Reali

7.4 Intervenções Terapêuticas para EoE com Complicações Disfágicas ou de Estreitamento, 82
Bárbara Luiza de Britto

8 Tratamento de Manutenção – Prós e Contras, 85
Valéria Botan Gonçalves

9 Prognóstico, 97
José Luiz de Magalhães Rios

10 Imunoterapia Oral e Risco de Esofagite Eosinofílica, 103
Claudia Leiko Yonekura Anagusko

11 Perspectivas no Diagnóstico e Tratamento da Esofagite Eosinofílica, 109
Catherine Sonaly Ferreira Martins

Índice Remissivo, 123

Capítulo 1

Introdução

Ariana Campos Yang
Norma de Paula Motta Rubini
Emanuel Sávio Cavalcanti Sarinho

A esofagite eosinofílica (EoE) é uma doença inflamatória crônica do esôfago, imunomediada, caracterizada clinicamente por disfunção esofageana e histologicamente por inflamação eosinofílica. Sua prevalência e incidência vêm aumentando nos últimos 20 anos, tanto em crianças quanto em adultos.

Normalmente, os eosinófilos estão presentes no trato gastrointestinal, sendo continuamente expostos a alimentos, alérgenos ambientais, toxinas e patógenos. Em indivíduos saudáveis, o esôfago é o único órgão do trato digestivo em que os eosinófilos estão ausentes. Na EoE, os eosinófilos infiltram o esôfago, contribuindo para o dano tecidual e inflamação crônica, que por sua vez são responsáveis pela disfunção esofageana.

A EoE é definida como um distúrbio clínico-patológico caracterizado por contagem de eosinófilos ≥ 15 por campo de grande aumento, em uma ou mais amostras de biópsia esofágica, excluídas outras causas de eosinofilia esofágica.

O número crescente de casos reconhecidos de EoE resultou em uma expansão dramática da literatura médica sobre o tema. Na última década, avanços científicos sobre sua patogênese e tratamento resultaram em mudanças de paradigmas. Este livro fornece uma visão prática e atualizada da EoE, abordando dados sobre epidemiologia, fisiopatologia, diagnóstico, tratamento e prognóstico de EoE.

Capítulo 2

Etiopatogenia

2.1 Mecanismos Imunológicos
Renata Rodrigues Cocco

Os mecanismos imunológicos envolvidos na fisiopatologia da esofagite eosinofílica (EoE) podem ser IgE mediados, não IgE mediados ou mistos e incluem a participação de linfócitos T, de imunoglobulinas e de citocinas. Apesar das lacunas de conhecimento, a base da doença consiste em uma complexa resposta imunológica contra antígenos específicos ou outros agentes (por exemplo, pH ácido), recrutamento de eosinófilos ao tecido esofageano e consequente prejuízo da barreira epitelial.[1] Estudos recentes apontam que predisposição genética relacionada a alterações na barreira esofageana podem ser o evento inicial do processo, favorecendo a passagem de antígenos e sensibilização alergênica. A complexidade e a diversidade de mecanismos patogênicos envolvidos na EoE levaram ao entendimento da diversidade fenotípica e endotípica da doença.

Os principais fundamentos moleculares consistem em citocinas do tipo T *helper* 2 (Th2), interleucinas (IL) (4, 5 e 13), ou relacionadas a eosinofilia (eotaxina-3), com funções semelhantes e complementares. As interleucinas 5 e 13 estão essencialmente correlacionadas com a maturação e recrutamento dos eosinófilos até o epitélio esofageano, bem como com o estímulo para produção de eotaxina-3 pelos eosinófilos. A expressão da eotaxina-3 nos tecidos, por sua vez, é associada à presença de eosinófilos e mastócitos locais e à redução da expressão da filagrina, com consequente prejuízo da barreira cutânea e perpetuação do processo inflamatório. Alterações genéticas em pacientes com EoE apontam ainda para outro importante fator de prejuízo da barreira tecidual e facilitação da penetração de antígenos: a reduzida expressão da desmogleína-1.[2]

Efeitos secundários das citocinas Th2 incluem o remodelamento e hiperplasia tecidual, angiogênese e deposição de colágeno, além do estímulo para a produção de anticorpos IgE específicos.[3]

Outras citocinas foram identificadas no processo inflamatório na EoE e funcionam como alvo de possíveis perspectivas terapêuticas. Entre elas, destacam-se a IL-9, com papel no recrutamento de mastócitos e disruptura da barreira epitelial,[4] a IL-33, associada a EoE na infância[5] e a linfopoietina tímica estromal (TSLP), que age no estímulo de células dendríticas e consequente na patogênese da eosinofilia esofágica.[6]

Entre os fatores humorais, a presença de IgG_4 tecidual foi identificada em maior proporção entre pacientes com EoE.[7] Por outro lado, e contrariando as primeiras conjecturas de que a IgE apresentaria papel mais relevante, as evidências mais recentes comprovam o oposto, as IgE (total e específica) não estão elevadas em todos os pacientes com EoE e, quando estão, frequentemente se correlacionam com outras condições alérgicas concomitantes.[8] Um dos aspectos clínicos que corrobora com esta não associação é a falta de eficácia do anticorpo monoclonal anti-IgE Omalizumabe na indução da remissão da doença.[9] Por outro lado, a forte associação entre EoE e alergia alimentar associada a boa resposta às dietas de eliminação baseadas na investigação da sensibilização IgE a alimentos, indica que a IgE pode ter um papel importante na patogênese da EoE em um percentual de pacientes, especialmente na população pediátrica.

Referências Bibliográficas

1. O'Shea KM, Aceves SS, Dellon ES, Gupta SK, Spergel JM, et al. Pathophysiology of eosinophilic esophagitis.Gastroenterology. 2018;154(2):333-45.

2. Inage E, Furuta GT, Menard-Katcher C, Masterson JC. Eosinophilic esophagitis: pathophysiology and its clinical implications. Am J Physiol Gastrointest Liver Physiol. 2018;315(5):G879-86.
3. Ryu S, Lee KH, Tizaoui K, Terrazzino S, Cargnin S, et al A. Pathogenesis of Eosinophilic Esophagitis: A Comprehensive Review of the Genetic and Molecular Aspects. Int J Mol Sci. 2020;21(19):7253.
4. Zuo L, Fulkerson PC, Finkelman FD, Mingler M, Fischetti CA, et al. IL-13 induces esophageal remodeling and gene expression by an eosinophil-independent, IL-13R alpha 2-inhibited pathway. J Immunol. 2010;185(1):660-9.
5. Forbes EE, Groschwitz K, Abonia JP, Brandt EB, Cohen E, et al. IL-9 and mast cell-mediated intestinal permeability predisposes to oral antigen hypersensitivity. J Exp Med 2008;205:897-913.
6. Travers J, Rochman M, Miracle CE, Cohen JP, Rothenberg ME. Linking impaired skin barrier function to esophageal allergic inflammation via IL-33. J Allergy Clin Immunol 2016;138:1381-3.
7. Ko E, Chehade M. Biological Therapies for Eosinophilic Esophagitis: Where Do We Stand? Clin Rev Allergy Immunol. 2018;55(2):205-16.
8. Clayton F, Fang JC, Gleich GJ, Lucendo AJ, Olalla JM, et al. Eosinophilic esophagitis in adults is associated with IgG4 and not mediated by IgE. Gastroenterology 2014;147: 602-9.
9. Loizou D, Enav B, Komlodi-Pasztor E, Hider P, Kim-Chang J, et al. A pilot study of omalizumab in eosinophilic esophagitis. PLoS One 2015;10: e0113483.

2.2 Associação com Atopia e Alergia Alimentar

Fabiane Pomiecinski

Atopia envolve uma propensão genética de desenvolver uma resposta inflamatória do tipo 2 para alérgenos comuns. Na fisiopatologia das doenças atópicas são observadas alterações da barreira epitelial, respostas alérgicas mediadas por linfócitos Th2, com produção aumentada de IgE e inflamação do tipo Th17.[1]

A esofagite eosinofílica (EoE) foi considerada por Hill e colaboradores como uma doença da marcha atópica,[2] embora exista controvérsias acerca desta questão. Várias linhas de evidência apoiam a etiologia alérgica como mecanismo subjacente para a EoE.[3]

Associação Epidemiológica

Níveis séricos de IgE estão elevados em até 70% dos pacientes com EoE.[4] Vários autores mostram a associação epidemiológica de EoE com outras doenças atópicas, observando taxas mais altas de asma, rinite alérgica, dermatite atópica e alergia alimentar IgE mediada em indivíduos com EoE em comparação com a população em geral.[4]

Estudos mostraram que aproximadamente 25-50% dos indivíduos com EoE têm asma concomitante, 30-90% têm rinite alérgica e 10-25% têm dermatite atópica, com variações provavelmente influenciadas por diferenças populacionais.[2]

Em estudo incluindo crianças, com e sem EoE, em uma grande população, foi observado que as taxas de condições atópicas eram significativamente maiores em indivíduos com EoE em comparação com crianças saudáveis e incluíram rinite alérgica (60% de EoE *versus* 17% sem EoE; OR 7,1, IC 95% 5,8-8,6), asma (60% de EoE *versus* 21% sem EoE; OR 5,2, IC 95% 4,3-6,3) e dermatite atópica (18% de EoE *versus* 7% sem EoE; OR 3,1, IC 95% 2,4-4,0).[4]

Em avaliação multicêntrica com pacientes com EoE do *Consortium for Food Allergy Research*, a doença alérgica concomitante foi observada em 91% da população do estudo, corroborando em demonstrar a associação epidemiológica da EoE com outras doenças atópicas.[5] A prevalência geral de doenças alérgicas específicas em EoE deste estudo é descrita na Figura 2.1.

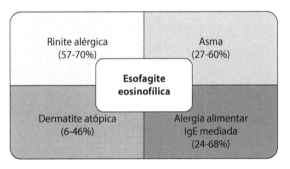

FIGURA 2.1. Taxas de prevalência de doenças alérgicas em pacientes com EoE de 2015-2019.[5]

A relação entre AA IgE mediada e EoE parece ser particularmente forte, com pacientes com alergia alimentar IgE mediada desenvolvendo EoE quase nove vezes maior do que seus pares saudáveis. Descobriu-se que esses pacientes têm taxas mais altas de desenvolvimento de EoE subsequente, em comparação com a população em geral, muitas vezes secundária ao mesmo alimento culpado responsável pela alergia mediada por IgE.[6]

Estudo de coorte dos principais centros de referência revelaram que os alimentos mais comuns associados a EoE foram leite, ovo, soja e trigo, notavelmente sobrepostos aos alimentos mais comumente implicados na AA mediada por IgE.[7]

A relação de risco entre EoE e rinite alérgica parece ser bidirecional, com cada condição apresentando risco para o diagnóstico subsequente da outra.[2]

Outros Fatores Indicativos da Associação com Atopia

Além das associações epidemiológicas, outros fatores indicam a EoE como uma manifestação de atopia. Digno de nota é a observação de troca de classe de imunoglobulinas e produção de IgE na mucosa esofágica de pacientes pediátricos com EoE, além das relações comprovadas com aeroalérgenos e alérgenos alimentares, onde o alérgeno é responsável por desencadear a atividade da doença e melhorar clínica e histologicamente com a sua exclusão.[8]

Modelos murinos levam a aumento de IL 5, IL 13 e eosinofilia esofágica dependente de eotaxina. A exposição intranasal de *A. fumigatus*, ovalbumina oral ou amendoim levam a EoE em murinos. Resultados em murinos sugerem que a sensibilização ao alérgeno no trato respiratório poderia ser seguida pela liberação tópica do alérgeno no esôfago.[9]

Aeroalérgenos também têm sido implicados como desencadeantes da EoE, inclusive com variações sazonais de acordo com o clima e a polinização, o que levanta a questão se a imunoterapia com aeroalérgenos poderia ser uma forma de tratamento da EoE.

Relatos de casos de imunoterapia sublingual (SLIT) induzindo EoE apoiam a noção de que aeroalérgenos podem desencadear EoE, mas negam essa abordagem como uma forma potencial de terapia para EoE, sendo o uso de ITSL considerado contraindicado em pacientes com EoE. Por outro lado, o papel da imunoterapia subcutânea (ITSC) em pacientes com EoE é incerto. A evidência atual indica que não deve ser normalmente recomendado. Contudo, a ITSC pode beneficiar um subconjunto de pacientes com EoE e rinite alérgica não controlada em terapias convencionais, nos quais a ITSC seria de outra forma indicada para rinoconjuntivite alérgica, particularmente naqueles com sensibilizações a pólens contendo alérgenos que apresentam reação cruzada com alérgenos alimentares.[9]

Assim, como a imunoterapia específica para pacientes adequadamente avaliados para rinite alérgica pode ser útil para prevenir o desenvolvimento de asma e parar a marcha atópica, suspeita-se que a imunoterapia específica poderia ajudar a prevenir esofagite eosinofílica. Não existem estudos, até o presente, que apoiem essa hipótese.[10]

Por outro lado, um estudo de revisão sistemática estimou que o risco de desenvolvimento de EoE em 2,7% dos pacientes submetidos à imunoterapia oral com alimentos; trazendo mais um aspecto da resposta de hipersensibilidade para alérgenos alimentares na gênese da inflamação esofageana.[11]

Inibidores de bomba de prótons (IBPs) têm sido propostos como um possível fator de risco, visto que foram introduzidos na década de 1980 e seu aumento no uso coincide com o surgimento de EoE. Além disso, o uso de IBPs tem sido associado à formação de novos anticorpos IgE específicos para alimentos. No entanto, não há evidências diretas para apoiar essa hipótese. Por outro lado, atualmente, os IBP constituem uma das modalidades de terapia da EoE, com boa resposta em uma parcela de pacientes.[2]

Dois componentes genéticos amplamente estudados envolvidos em EoE e atopia incluem os genes da linfopoetina estromal tímica (TSLP) e calpaína 14 (CAPN14). Variantes no *locus* 5q22 que codificam o gene para TSLP foram associadas a EoE, bem como às doenças atópicas mais comuns, incluindo dermatite atópica, asma e rinite alérgica.[10]

Há evidências crescentes de que a EoE está associada a uma disfunção de barreira epitelial seguida por uma inflamação eosinofílica semelhante a dermatite atópica, que é concomitante em mais da metade dos pacientes com EoE. Essa disfunção de barreira pode predispor a sensibilização alérgica.[2]

Semelhante ao que ocorre na dermatite atópica, embora os pacientes com EoE tenham níveis aumentados de IgE específica para alimentos, o nível elevado de IgE sérica específica para um alimento não prediz necessariamente que este alimento seja desencadeador da doença.[2]

As principais evidências e suas justificativas para considerar a EoE como doença atópica estão resumidas na Tabela 2.1.

Apesar dessas observações, deve-se notar que existem vários graus de apresentação EoE e um gatilho alérgico nem sempre é identificado. Esse fato reforça a complexidade do processo patogênico da EoE e da possível existência de múltiplos endótipos e fenótipos. As evidências sugerem que EoE é uma doença imunomediada, que está intimamente associada com dermatite atópica, alergia alimentar IgE mediada, asma e rinite alérgica. Embora a relação entre essas condições seja provavelmente o resultado de interações genéticas, ambientais e imunológicas compartilhadas, os detalhes dessas relações continuam a ser elucidados.[2]

TABELA 2.1. Principais evidências para considerar EoE como doença atópica

Evidências	Justificativa
Associação epidemiológica	Prevalência de doenças alérgicas em pacientes com EoE chega a 91%, especialmente rinite alérgica, dermatite atópica, asma e alergia alimentar IgE mediada[5]
Produção de IgE no esôfago	Troca de classe de Igs e produção de IgE na mucosa esofágica[6]
Sazonalidade	Piora dos sintomas em época de polinização e relação com síndrome polen x fruta[8]
Exposição a aeroalérgenos e alimentos levam a EoE em modelos murinos	Modelos murinos com exposição intranasal de A. fumigatus e exposição oral de ovalbumina ou amendoim levam a aumento de IL 5, IL 13 e eosinofilia esofágica dependente de eotaxina[7]
Alérgenos podem causar atividade da doença e exclusão pode melhorar	Piora com a exposição a pólens, ácaros e alimentos e melhora com a exclusão do alérgeno relacionado, clínica e histologicamente[7,8]
Efeito da imunoterapia específica	ITSL para aeroalérgeno pode desencadear EoE e sugere-se que a ITSC para aeroalérgenos pode ser útil[8,9] IT oral para alimentos pode desencadear EoE[10]
Resposta a Imunobiológicos	A anti-IgE sem eficácia, mas a anti-IL4 parece promissora (estudos em andamento)[12]
Determinantes genéticos	Linfopoietina estromal tímica (TSLP) e calpaina 14 (CAPN14) estão envolvidos na EoE e em outras doenças atópicas[10]
Disbiose como fator de risco	Parto cesárea, uso precoce de antibióticos e outros fatores relacionados a disbiose têm sido estudados como fatores de risco para EoE, assim como para outras doenças atópicas[10]
Falha na integridade da barreira	Semelhante à dermatite atópica, ocorre uma falha na integridade da barreira do esôfago que pode predispor a sensibilização alérgica[2]
Remodelamento pode ocorrer	Semelhante aos efeitos da inflamação da asma, a inflamação da EoE é controlada com corticoide tópico e a falha em tratar a EoE pode resultar em remodelamento com estenose[12]

Referências Bibliográficas

1. Braun C, Vocanson M, Nicolas JF, Nosbaum A. Pathophysiology of atopic dermatitis and other atopic diseases: is a global approach possible? Ann Dermatol Venereol. 2020 Nov;147(11S1):11S4-11S11. doi: 10.1016/S0151-9638(20)31082-6. PMID: 33250137.
2. Capucilli P, Hill DA. Allergic Comorbidity in Eosinophilic Esophagitis: Mechanistic Relevance and Clinical Implications. Clinic Rev Allerg Immunol. 2019;111-27. https://doi.org/10.1007/s12016-019-08733-0.
3. O'Shea KM, Aceves SS, Dellon ES, Gupta SK, Spergel JM, et al. Pathophysiology of Eosinophilic Esophagitis. Gastroenterology. 2018 Jan;154(2):333-345. doi: 10.1053/j.gastro.2017.06.065. Epub 2017 Jul 27. PMID: 28757265; PMCID: PMC5787048.
4. Capucilli P, Cianferoni A, Grundmeier RW, Spergel JM. Comparison of comorbid diagnoses in children with and without eosinophilic esophagitis in a large population. Ann Allergy Asthma Immunol. 2018 Dec;121(6):711-716. doi: 10.1016/j.anai.2018.08.022. Epub 2018 Sep 6. PMID: 30194971.
5. Chehade M, Jones SM, Pesek RD, Burks AW, Vickery BP, et al. Phenotypic Characterization of Eosinophilic Esophagitis in a Large Multicenter Patient Population from the Consortium for Food Allergy Research. J Allergy Clin Immunol Pract. 2018; 6(5):1534-1544.e5. doi: 10.1016/j.jaip.2018.05.038. Epub 2018 Aug 1. PMID: 30075341; PMCID: PMC6132253.
6. Hill DA, Dudley JW, Spergel JM. The Prevalence of Eosinophilic Esophagitis in Pediatric Patients with IgE-Mediated Food Allergy. J Allergy Clin Immunol Pract. 2017; 5(2):369-75.
7. Spergel JM, Brown-Whitehorn TF, Cianferoni A, Shuker M, Wang ML, et al. Identification of causative foods in children with eosinophilic esophagitis treated with an elimination diet. J Allergy Clin Immunol. 2012;130(2).
8. Vicario M, Blanchard C, Stringer KF, Collins MH, Mingler MK, et al. Local B cells and IgE production in the oesophageal mucosa in eosinophilic oesophagitis. Gut. 2010 Jan;59(1):12-20. doi: 10.1136/gut.2009.178020. PMID: 19528036; PMCID: PMC2791234.
9. Mishra A, Hogan SP, Brandt EB, Rothenberg ME. An etiological role for aeroallergens and eosinophils in experimental esophagitis. J Clin Invest. 2001 Jan;107(1):83-90. doi: 10.1172/JCI10224. PMID: 11134183; PMCID: PMC198543.
10. Egan M, Atkins D. What Is the Relationship Between Eosinophilic Esophagitis (EoE) and Aeroallergens? Implications for Allergen Immunotherapy. Curr Allergy Asthma Rep. 2018 Jun 16;18(8):43. doi: 10.1007/s11882-018-0798-2. PMID: 29909507.

11. Lucendo AJ, Arias Á, Tenias JM. Relation between eosinophilic esophagitis and oral immunotherapy for food allergy: A systematic review with meta-analysis. Ann Allergy, Asthma Immunol. 2014;113(6):624-9.
12. Maciag MC, Phipatanakul W. Preventing the development of asthma: stopping the allergic march. Curr Opin Allergy Clin Immunol. 2019 Apr;19(2):161-8. doi: 10.1097/ACI.0000000000000501. PMID: 30507718; PMCID: PMC6395504.

2.3 Genética
Germana Pimentel Stefani

A predisposição genética para esofagite eosinofílica (EoE) começou a ser observada a partir de evidências de agrupamentos familiares e estudos de gêmeos, os quais revelaram uma concordância de até 58% em gêmeos monozigóticos e de 36% em gêmeos dizigóticos em comparação com irmãos fraternos regulares. Observou-se também uma grande razão de risco entre irmãos, estimada em aproximadamente 50 vezes, em comparação com a população em geral, o que se traduz em 3% dos pacientes com EoE tendo irmãos que desenvolvem a doença.[1]

EoE é uma doença com base genética complexa, cuja herança está relacionada a efeitos de múltiplos *loci* genéticos que aumentam o risco de doença no contexto de fatores de risco ambientais modificadores de doença. As exposições a fatores precoces como febre materna na gestação, trabalho de parto prematuro, parto cesárea, uso precoce de antibiótico pré e pós natal, e uso de inibidor da bomba de prótons no início da vida aumentam o risco de EoE.[2,3]

As variantes de risco genético afetam a expressão gênica por meio da alteração da atividade reguladora do DNA, levando a mudanças estruturais e fisiológicas no epitélio e na função imunológica celular. Já foram identificadas, até o momento, mais de 500 variantes genéticas que podem predispor a EoE distribuídas em 31 *loci* de risco independentes em todo o genoma humano. Os marcadores genéticos identificados são principalmente variantes genéticas comuns e localizam-se especialmente em 5q22 (gene TSLP) e 2p23 (gene CAPN14).[2,4,5]

Quando os alérgenos são expostos ao epitélio esofágico, as células epiteliais e os basófilos produzem TSLP (linfopoetina do estroma tímico), que desempenha um papel importante na promoção da diferenciação de células Th2 e ativação de eosinófilos e basófilos. Um *locus* de susceptibilidade para EoE foi identificado em 5q22, envolvendo o gene que codifica TSLP, cujos níveis são significativamente mais elevados em pacientes com doença atópica, incluindo EoE. CAPN codifica uma enzima proteolítica (calpaína1) especificamente no esôfago, a IL-13 induz a atividade dessa enzima, e a CAPN14 participa de uma via que altera as funções celulares epiteliais básicas, incluindo integridade da barreira epitelial.[2,5]

Variantes genéticas identificadas em FLG (filagrina), DSG1 (desmogleína 1), CAPN14 (calpaína 14), SPINK5 (inibidor da serina protease Kazal 5) e SPINK7 (inibidor da serina protease Kazal 7) correlacionam EoE à disfunção da barreira epitelial, enquanto variantes em CCL26 (quimiocina ligante 26.) e TSLP associam a doença com imunidade mediada por células Th2.[4,5] As variantes genéticas nos receptores do fator de transformação de crescimento (TGF) e/ou genes associados a distúrbios hereditários do tecido conjuntivo envolvendo a síndrome de hipermobilidade também estão associados à EoE.[2]

Uma série de variantes genéticas raras são responsáveis por apresentações familiares de EoE, incluindo variantes prejudiciais previstas nos genes mitocondriais que codificam as oxidoredutases desidrogenase E1 e o domínio da transcetolase contendo 1 (DHTKD1) e oxoglutarato desidrogenase L (OGDHL).[2,5]

Um painel laboratorial de diagnóstico por Transcriptoma molecular da EoE foi desenvolvido com base na análise de biópsias esofágicas e está disponível comercialmente em alguns países. A combinação da análise dessas alterações genéticas com características clínicas, endoscópicas, histológicas e de expressão de citocinas levou à identificação de três endotipos diferentes que apresentam características de doença distintas e possivelmente curso e resposta à terapia distintos.[2] Pesquisas adicionais sobre os subgrupos e epigenética de EoE provavelmente promoverão uma maior compreensão do papel da genética na etiopatogenia da doença.

Referências Bibliográficas

1. Alexander ES, Martin LJ, Collins MH, et al. Twin and family studies reveal strong environmental and weaker genetic cues explaining heritability of eosinophilic esophagitis. J Allergy Clin Immunol 2014; 134:1084.
2. Kottyan LC, Parameswaran S, Weirauch MT, Rothenberg ME, Martin LJ. The genetic etiology of eosinophilic esophagitis. J Allergy Clin Immunol 2020;145:9-15.
3. Lyles J, Rothenberg ME. Role of genetics, environment, and their interactions in the pathogenesis of eosinophilic esophagitis. Curr Opin Immunol. 2019 October; 60: 46-53. doi:10.1016/j.coi.2019.04.004.
4. Kottyan LC, Rothenberg ME. Genetics of eosinophilic esophagitis. Mucosal Immunol 2017; 10:580.
5. Ryu S, Lee KH, Tizaoui K, Terrazzino S, Cargnin S, Effenberger M, et al. Pathogenesis of Eosinophilic Esophagitis: A Comprehensive Review of the Genetic and Molecular Aspects. Int. J. Mol. Sci. 2020, 21, 7253; doi:10.3390/ijms21197253.

2.4 Esofagite Eosinofílica – Fenótipos e Endótipos

José Carlison Santos de Oliveira

As características clínicas das doenças atópicas são variáveis, quando se avalia parâmetros como história natural, fatores desencadeantes, gravidade e resposta à terapia. As doenças alérgicas podem ser leves ou graves, começar durante a infância ou na idade adulta, ter evolução transitória ou persistente.[1] Essas peculiaridades observáveis são o que chamamos de **fenótipo** e resultam da expressão dos genes do organismo, da influência dos fatores ambientais e das diversas possibilidades de interação entre ambos.

Na última década, as pesquisas progrediram significativamente no campo das doenças atópicas e tornou-se mais claro que elas refletem diversas condições inflamatórias complexas.[1] A heterogeneidade na fisiopatologia subjacente às doenças alérgicas pode explicar a apresentação variável dos fenótipos.[2] Os mecanismos funcionais e imunológicos distintos são chamados de **endótipos**. Um endótipo é geralmente definido como a integração de um processo patológico com as propriedades clínicas da doença ou seja, é um subtipo desta doença, representado por um mecanismo fisiopatológico específico, associado a um biomarcador.[3] O avanço da Medicina de Precisão representa uma maneira atual de abordar as doenças alérgicas, sendo um modelo estrutural capaz de personalizar o tratamento com base nas características genéticas, fenotípicas e endotípicas de cada paciente, orientando um tratamento verdadeiramente individualizado.[2,4] Como grupos cada vez maiores de pacientes com Esofagite Eosinofílica (EoE) estão sendo seguidos e descritos, a EoE parece ser capaz de apresentar heterogeneidade fenotípica semelhante à observada em outras doenças alérgicas. Essa variabilidade é espelhada por várias vias patogênicas, ou **endótipos**[2] (Figura 2.2).

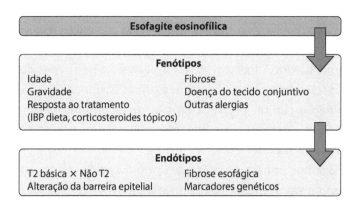

FIGURA 2.2. Esofagite eosinofílica: fenótipos e endótipos.
Adaptada do artigo M.A. 234 Ruffner and A. Cianferoni. Phenotypes and endotypes in eosinophilic esophagitis/Ann Allergy Asthma Immunol 124 (2020) 233e239.

Fenótipos

Os avanços atuais no entendimento da patogênese e da evolução natural da EoE têm propiciado uma notável mudança na condução dos portadores dessa patologia. As diretrizes iniciais e subsequentes, baseadas na experiência clínica e nos resultados da pesquisa de eosinófilo no esôfago, definiram a EoE como uma doença clínico-patológica com sintomas relacionados à disfunção esofágica observada em face da eosinofilia esofágica.[5] Mesmo sabendo-se que existe uma grande heterogeneidade de pacientes, quer seja adultos ou crianças, o tratamento orientado nos consensos atuais contemplam medidas semelhantes para todos os grupos de doentes.[2] Esse padrão não encontra o devido respaldo clínico já que essa população de doentes se comporta de maneira muito heterogênea.

Uma nova era de investigação desenvolveu medidas de sintomas específicos de EoE, sistemas de pontuação endoscópica, parâmetros funcionais, pontuações histológicas e sondas moleculares que agora permitem uma avaliação completa do paciente e do estado inflamatório.[5] Existem várias aspectos a serem considerados na definição fenotípica da Esofagite Eosinofílica: idade de início da apresentação clínica, presença ou não de atopia, sintomas atuais, histologia, endoscopia, anatomia, tratamento e dose necessária para controlar os sintomas.

Podemos utilizar a análise dos sintomas para definir um padrão fenotípico, avaliando sua frequência, gravidade, idade de início, necessidade de intervenção de emergência e sua evolução durante a história natural da doença. A gravidade fenotípica também pode ser avaliada com base na qualidade de vida, já existindo ferramentas validadas para aplicação em adultos e crianças.[6] As características atópicas podem distinguir os pacientes em grupos de fenótipos com manifestações atópicas, como asma grave, dermatite atópica e múltiplas alergias alimentares IgE mediada (cerca de 80%), de outros que têm apenas manifestações de atopia leve.[7] Podemos fazer uso de marcadores objetivos como quantificação do número de eosinófilos na biópsia esofágica, avaliação radiográfica do lúmen esofágico para identificar pacientes com fibroestenose, análise da função esofágica com a sonda funcional de imagem endoluminal (Endoflip)[5] e inspeção visual da superfície da mucosa esofágica usando uma pontuação padronizada como anéis de edema de exsudato sulcos (EREFs).[5]

Marcadores biológicos para fenotipagem na EoE podem ajudar a identificar pacientes adequados para tratamentos mais específicos além de serem marcadores de doença de início precoce. O uso da expressão de RNAm em análise de qRT-PCR reuniu pacientes de EoE em 4 grupos:

1) Perfil tipo Th2 com alta expressão de TSLP e leucotrieno C4 sintase.
2) IL-23 elevada.
3) Fenótipo ligado a iNKT (células NK).
4) Fenótipo ligados a mastócitos.

A análise genética pode identificar fenótipos adicionais, havendo pacientes com o alelo de risco de TSLP associado a gatilhos alimentares que causam EoE além de outros fatores de risco genéticos como análise de CAPN14 (calpaína 14), EMSY, Eotaxina-3.[5] A resposta de um paciente à terapia pode adicionar informações ao seu fenótipo e avaliar a gravidade da doença.[2]

No trabalho de Shoda et al.,[8] três grupos de pacientes EoE puderam ser identificados:

1) Forma leve com resposta a todas as formas de tratamento.
2) Forma clássica de EoE amplamente não responsiva à monoterapia com IBP, mas responsiva à eliminação de antígenos alimentares (tratamentos dietéticos) ou corticoides deglutidos.
3) Caracterizada por fibrose grave e amplamente não responsiva a IBP, corticoides deglutidos e dieta.[2]

A história natural de EoE, que também pode ser usada para identificar fenótipos, sugere que os pacientes não ficam livres dessa doença;[8] no entanto, existe um pequeno subgrupo de pacientes que melhora completamente e pode voltar a ingerir todos os alimentos normalmente, sem medicação.[5]

Uma última categoria de fenótipos consiste em portadores EoE com comorbidades, como doença do colágeno, imunodeficiência primária, doença celíaca, atresia de esôfago ou mesmo uma história familiar de EoE ou EoE fibrostenótica.[5]

Endótipos

Pacientes portadores de alergias podem compartilhar manifestações clínicas semelhantes que decorrem de mecanismos patológicos completamente distintos. O mapeamento das vias imunológicas específicas determina um direcionamento mais racional das potenciais terapias disponíveis atualmente, principalmente aquelas ligadas ao uso de agentes biológicos. Os fenótipos associados com inflamação significativa e outras condições atópicas tipo Th2 podem estar associados mais comumente a um defeito na barreira epitelial afetando múltiplos órgãos; por outro lado, os fenótipos associados com fibrose, inflamação não Th2 e distúrbios monogenéticos podem estar ligados à predisposição para fibrose aumentada e outros mecanismos moleculares mal compreendidos.[2]

Em um estudo transversal no qual um painel de diagnóstico de esofagite eosinofílica contendo 96 alvos moleculares (EDP), em conjunto com avaliação endoscópica e histológica, foi usado para avaliar pacientes adultos e pediátricos com esofagite eosinofílica ativa, três endótipos distintos com características únicas foram identificados.[8]

- **EoEe1:** um subtipo leve, com esôfago de aparência normal e alterações histológicas, endoscópicas e moleculares leves.
- **EoEe2:** um endótipo inflamatório com maior expressão de citocinas inflamatórias e genes que respondem a corticosteroides e um fenótipo refratário a corticoide deglutido.

- **EoEe3:** um endótipo fibrostenótico associado a um esôfago de calibre estreito e caracterizado pelo mais alto grau de gravidade endoscópica e histológica e a menor expressão de genes de diferenciação epitelial.

A resposta imune **T2 básica** é a que ocorre nas doenças atópicas envolvendo células Th2, células B, células do sistema imune inato (ILC 2), células *natural killer* (NK) secretando IL-4, basófilos, células epiteliais secretando linfopoietina estromal tímica (TSLP), eosinófilos, mastócitos e suas principais citocinas, IL-4, IL-5, IL-9, IL-13, IL-25, IL-31, IL-33.[3] O segundo endótipo alérgico principal que foi descrito foi denominado **não T2** devido à falta de inflamação Th2 proeminente, IgE elevada ou eosinofilia proeminente.[2]

Endótipos **não T2** estão emergindo nas alergias sendo mais difícil de tratar, apesar de compartilhar fenótipos semelhantes com os pacientes com resposta **T2 básica**.[2] Mesmo sabendo-se que EoE é definida como uma doença esofágica crônica imunologicamente mediada, caracterizada por sintomas relacionados à disfunção esofágica e histologicamente por inflamação predominante com ≥ 15 eosinófilos na biópsia esofágica,[9] a identificação de mecanismos imunes **não T2** não foi suficiente para um entendimento mais amplo dos pacientes que não demonstravam o padrão habitual nos achados fisiopatológicos.

Esses três endótipos diferentes de pacientes podem ser responsáveis tanto pela história natural e resposta à terapia diversas, quanto podem representar a evolução natural da inflamação Th2 não tratada, que se torna mais grave e fibrostenótica com o tempo. A relevância desses três endótipos e as características clínicas em cada grupo precisam ser estudadas prospectivamente.[2]

Os progressos nos estudos genéticos associados aos mecanismos fisiopatológicos e apresentações clínicas da EoE são cruciais para um melhor entendimento dos tipos de endótipos que possam ser evidenciados nesses doentes. Vários *loci* genéticos foram associados ao risco de EoE por estudos de associação de todo o genoma, confirmando que a hereditariedade está associada à predisposição genética[2] (Figura 2.3). A caracterização da correlação entre genótipo, endótipo e fenótipo ainda está em estágios preliminares para EoE. No entanto, os dados acumulados até agora apontam para quatro endótipos diferentes, associados a inflamação Th2, fibrose, disfunção da barreira epitelial e o último associado a doenças genéticas rara.[2]

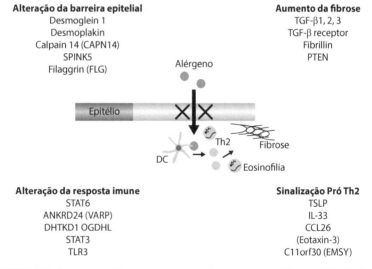

FIGURA 2.3. Riscos genéticos que podem influenciar o endótipo na EoE. Os *loci* gênicos associados ao risco aumentado de desenvolver EoE estão relacionados à função de barreira epitelial do esôfago, sinalização inflamatória e desenvolvimento de fibrose.

Adaptada do artigo M.A. 234 Ruffner and A. Cianferoni. Phenotypes and endotypes in eosinophilic esophagitis/Ann Allergy Asthma Immunol 124 (2020) 233e239.

Esse é um vasto campo de estudo que tende a reunir dados cada vez mais elucidativos no conhecimento dessa associação. Mais estudos adicionais são necessários para determinar de qual forma a endofenotipagem de pacientes com EoE pode efetivamente orientar o manejo clínico e melhorar os resultados de tratamento e acompanhamento evolutivo atualmente obtidos nestes pacientes.

Referências Bibliográficas

1. Thomsen SF. Epidemiology and natural history of atopic diseases. Eur Clin Respir J. 2015. p.2.
2. Ruffner MA, Cianferoni A. Phenotypes and endotypes in eosinophilic esophagitis/Ann Allergy Asthma Immunol 124 (2020) 233e239.
3. Reis AP, Machado JAN. Medicina de precisão na asma. Arq Asma Alerg Imunol. 2017;1(4):349-56.
4. Anto JM, Bousquet J, Akdis M, et al. Mechanisms of the Development of Allergy (MeDALL): Introducing novel concepts in allergy phenotypes. J Allergy Clin Immunol. 2017;139:388e399.
5. Atkins D, Furuta GT, Liacouras CA, Spergel JM. Eosinophilic esophagitis phenotypes: Ready for prime time? Pediatr Allergy Immunol. 2017;28:312e319.
6. Franciosi JP, Hommel KA, Bendo CB, et al. PedsQL eosinophilic esophagitis module: feasibility, reliability, and validity. J Pediatr Gastroenterol Nutr. 2013; 57:57-66. [PubMed: 23478422].
7. Jyonouchi S, Brown-Whitehorn TA, Spergel JM. Association of eosinophilic gastrointestinal disorders with other atopic disorders. Immunol Allergy Clin North Am. 2009; 29:85-97. [PubMed: 19141344].
8. Shoda T, Wen T, Aceves SS, et al. Eosinophilic oesophagitis endotype classification bymolecular, clinical, and histopathological analyses: across-sectional study. Lancet Gastroenterol Hepatol 2018; 3:477.
9. Liacouras CA, Furuta GT, Hirano I, et al. Eosinophilic esophagitis: updated consensus recommendations for children and adults. J Allergy Clin Immunol 2011; 128:3.

Capítulo 3

Quando Suspeitar de EoE: Sinais e Sintomas nas Diferentes Fases da Vida

Jackeline Motta Franco
Ana Flávia Bernardes de Sousa

Nos últimos 20 anos, vivenciamos o aumento da incidência e da prevalência da Esofagite Eosinofílica (EoE) com paralelo aumento de publicações relacionadas ao tema.[1] No entanto, estima-se que o atraso médio do diagnóstico seja de quatro a seis anos em crianças e adultos, ainda relacionado ao desconhecimento, por parte dos médicos, da doença e dos seus sinais e sintomas.[2] Quanto mais tempo a doença permanece não reconhecida, é mais provável que o paciente se adapte aos sintomas, que não sofrem remissão espontânea, e evoluem com complicações fibroestenóticas. A detecção precoce é importante e depende do reconhecimento das manifestações clínicas iniciais, que variam da infância à idade adulta e até mesmo em pacientes da mesma idade.[3]

Em crianças mais jovens, nas quais o fenótipo inflamatório da doença predomina, *Failure to thrive* ocorre mais frequentemente (mediana de idade: 2 anos), já vômitos são mais comuns em crianças mais velhas (mediana de idade: 8,1 anos), dor abdominal em adolescentes (mediana de idade: 12 anos), disfagia (mediana de idade: 13,4 anos) e impactação alimentar (mediana de idade: 16,8 anos) em adolescentes mais velhos e adultos (Quadro 3.1).[4,5]

QUADRO 3.1. Sintomas sugestivos de esofagite eosinofílica em diferentes fases da vida

Crianças
Failure to thrive
Vômitos e regurgitação
Dor abdominal
Queimação retrosternal
Adolescentes/adultos
Disfagia e Impactação alimentar

Adaptado de: Katzka DA, 2020.[19]

A capacidade do paciente de comunicar os sintomas associados à disfunção esofágica pode contribuir para as variações nas diferentes faixas etárias.[6] Lactentes, como não sabem relatar disfagia, geralmente apresentam sintomas inespecíficos como choro, irritabilidade, náuseas, regurgitações e vômitos, sintomas semelhantes aos da doença do refluxo gastroesofágico (DRGE), recusa e seletividade alimentar, dando preferência aos alimentos de mais fácil deglutição.[7] Quando as crianças apresentam apenas sintomas de refluxo gastroesofágico crônico, que não são incomuns numa fase precoce da vida, é um desafio para o pediatra distinguir EoE da DRGE. Além de procurar um histórico de atopia concomitante e/ou alergia alimentar mediada por IgE, avaliar o impacto dos sintomas no ganho de peso e estatura é muito útil, pois isso indica para a possibilidade de uma doença potencialmente mais séria que a DRGE, incluindo EoE.[8]

Crianças em idade escolar apresentam queixas de sintomas de refluxo, dor abdominal e azia. Pré-adolescentes e adolescentes podem apresentar disfagia não responsiva à terapia medicamentosa e impactação alimentar. Podem também apresentar dores no peito e abdominais, bem como vômitos, anorexia e saciedade precoce.[7] No adulto, disfagia, com ou sem a presença de impactação alimentar, e sintomas dispépticos refratários ao tratamento convencional da DRGE são os sintomas mais encontrados.[9]

Na ocorrência de impactação alimentar, em qualquer faixa etária, embora mais comumente encontrada entre adolescentes e adultos, a suspeita de EoE deve ser aventada.[10] O sintoma habitualmente é descrito como uma sensação de parada do alimento na região retroesternal, com dor e necessidade de procurar um serviço de urgência. Métodos de adaptação aos sintomas desenvolvidos pelos pacientes (Quadro 3.2) devem despertar a atenção do médico para a busca, na história clínica, de sinais sugestivos de EoE. Como forma

QUADRO 3.2. Hábitos compensatórios aos sintomas de esofagite eosinofílica

Recusa alimentar
Mastigação lenta e excessiva
Ingestão de líquidos com os alimentos
Fragmentação do alimento em pequenos pedaços
Prolongamento das refeições
Evitar comer com outras pessoas
Evitar os alimentos que mais impactam

Adaptado de: Katzka DA, 2020.[19]

de autopreservação, os pacientes evitam comidas sólidas, de difícil deglutição e auxiliam a descida do bolo alimentar com líquidos durante as refeições.[11]

A evolução para alterações fibroestenóticas do esôfago estão intimamente ligadas ao atraso diagnóstico.[10] Complicações relacionadas ao tratamento de estenoses com dilatação esofágica, como a perfuração do órgão, são consideradas como preveníveis, desde que realizado o diagnóstico correto e estabelecido o tratamento anti-inflamatório adequado precocemente.[12,13]

A EoE está fortemente associada à atopia. Pacientes com EoE têm asma concomitante em 26 a 50% dos casos, rinite alérgica em 30 a 90%, dermatite atópica em 19 a 55% e alergia alimentar mediada por IgE em 9 a 24%.[14,15] É, inclusive, discutida a hipótese de a EoE fazer parte da marcha atópica da infância.[16] Crianças com histórico de atopia ou alergia alimentar tendem a apresentar sintomas esofágicos mais graves e impactação alimentar.[17]

O exame físico pode revelar sinais de doença atópica, achados cutâneos, como eczemas, estigmas de rinite alérgica e sibilos à ausculta do tórax. O exame abdominal é tipicamente benigno e muitos pacientes terão um exame normal.[7] Apesar de se manifestar com *failure to thrive* em pacientes mais jovens, no geral, a EoE não parece influenciar na altura final dos pacientes, não diminui a expectativa de vida e não tem associação com risco aumentado de desenvolver malignidade.[18]

Referências Bibliográficas

1. Árias A, Perez-Martínez I, Tenías JM, Lucendo AJ. Systematic review with meta-analysis: the incidence and prevalence of eosinophilic esophagitis in children and adults in population – based studies. Aliment Pharmacol Ther 2016;43: 3-15.
2. Dellon ES, Hirano I. Epidemiology and natural history of eosinophilic esophagitis. Gastroenterology 2018; 154:319-32.
3. Visaggi P, Savarino E, Sciume G, Di Chio T, Bronzini F, et al. Eosinophilic esophagitis: clinical, endoscopic, histologic and therapeutic differences and similarities between children and adults. Ther Adv Gastroenterol 2020,14:1-17.
4. Noel RJ, Putnam PE, Rothenberg ME. Eosinophilic esophagitis. N Engl J Med 2004; 351:940-1.
5. Schoepfer AM, Safroneeva E, Bussmann C, et al. Delay in diagnosis of eosinophilic esophagitis increases risk for stricture formation in a timedependent manner. Gastroenterology. 2013; 145:1230-6.e1-2.
6. Putnam PE. Eosinophilic esophagitis in children: clinical manifestations. Gastroenterol Clin North Am 2008;37(2):369-81.
7. Markowitz J, Clayton SB. Eosinophilic Esophagitis in children in adults. Gastrointest Endoscopy Clin N Am 2018; 28:59-75
8. Ferreira CT, Vieira MC, Furuta GT, de Barros FC, Cheade M. Eosinophilic esophagitis: Where are we today? J Pediatr(Rio J) 2019;95(131): 275-81.
9. Gómez-Aldana A, Jaramillo-Santos M, Delgado A, Jaramillo C, Lúquez-Mindiola A. Eosinophilic esophagitis: Current concepts in diagnosis and treatment. World J Gastroenterol 2019; 25(32): 4598-4613.
10. Warners MJ, Oude Nijhuis RAB, de Wijkerslooth LRH, et al. The natural course of eosinophilic esophagitis and long-term consequences of undiagnosed disease in a large cohort. Am J Gastroenterol. 2018; 113:836-44.
11. Alexander R, Alexander JA, Ravi K, et al. Measurement of observed eating behaviors in patients with active and inactive eosinophilic esophagitis. Clin Gastroenterol Hepatol. 2019; 17:2371-3.

12. Jacobs JW, Spechler SJ. A systematic review of the risk of perforation during esophageal dilatation for patients with eosinophilic esophagitis. Dig Dis Sci 2010; 55: 1512-5.
13. Straumann A, Katzka DA. Diagnosis and Treatment of Eosinophilic Esophagitis. Gastroenterology 2018; 154: 346-59.
14. Sugnanam KKN, Collins JT, Smith PK, Connor F, Lewindon P, et al. Dichotomy of food and inhalant allergen sensitization in eosinophilic esophagitis. Allergy. 2007; 62:1257-60.
15. Assa'ad AH, Putnam PE, Collins MH, Akers RM, Jameson SC, et al. Pediatric patients with eosinophilic esophagitis: an 8-year follow-up. J Allergy Clin Immunol. 2007; 119:731-8.
16. Hill DA, Grundmeier RW, Ramos M, et al. Eosinophilic esophagitis is a late manifestation of the allergic march. J Allergy Clin Immunol Pract. 2018;6: 1528-33.
17. DeBrosse CW, Franciosi JP, King EC, Buckmeier Butz BK, Greenberg AB, et al. Long-term outcomes in pediatric-onset esophageal eosinophilia. J Allergy Clin Immunol 2011;128(1):132-8.
18. Lucendo AJ, Sanchez-Cazalilla M. Adult versus pediatric eosinophilic esophagitis: important differences and similarities for the clinician to understand. Expert Rev Clin Immunol 2012; 8(8):733-45.
19. Katzka DA. Eosinophilic Esophagitis. Ann Intern Med. 2020 May 5;172(9):ITC65-80.

Capítulo 4

Diagnóstico

Adriana Márcia da Cunha Barbosa
Lucila Camargo Lopes de Oliveira
Ana Paula B. Moschione Castro

4.1 Endoscopia Digestiva

Alterações Macroscópicas

Embora não haja alterações endoscópicas patognomônicas de esofagite eosinofílica (EoE), as alterações descritas na Tabela 4.1 e representadas nas Figuras 4.1 a 4.4 são sugestivas da doença, principalmente se associadas a quadro clínico compatível.

TABELA 4.1. Alterações endoscópicas em esofagite eosinofílica – frequência

Alteração	Frequência
Felinização (aspecto esofágico transitório de anéis circulares)	44%
Traqueização (anéis esofágicos fixos)	21%
Estrias ou sulcos longitudinais	48%
Palidez de mucosa (edema)	41%
Estreitamento	21%
Exsudatos (pontos esbranquiçados representando microabscessos eosinofílicos)	27%
Estenose	9%

Fonte: Kim HP et al., 2012.[1]

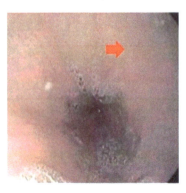

FIGURA 4.1. Edema de mucosa.
Fonte: adaptada de Bolton SM, et al. 2018.[2]

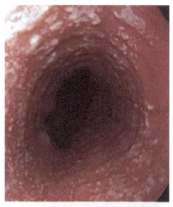

FIGURA 4.2. Exsudatos esbranquiçados e traqueização.

Fonte: Gómez-Aldana A, et al. 2019.[3]

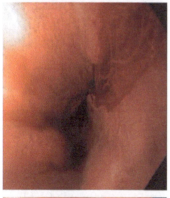

FIGURA 4.3. Laceração de mucosa pós-passagem endoscópica.

Fonte: Gómez-Aldana A, et al. 2019.[3]

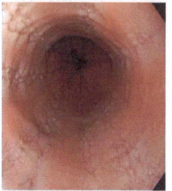

FIGURA 4.4. Sulcos/estrias longitudinais.

Fonte: Gómez-Aldana A, et al. 2019.[3]

As características endoscópicas individuais sugestivas de esofagite eosinofílica tiveram baixa sensibilidade no diagnóstico variando de 15 a 48%, mas alta especificidade variando de 90 a 95%. Dada a baixa sensibilidade dos achados endoscópicos para EoE, a histologia continua sendo o fator determinante no diagnóstico, independentemente da aparência endoscópica.[4]

Para facilitar a padronização dos achados endoscópicos, em 2013, foi criado um escore endoscópico para que fosse pontuado as principais alterações endoscópicas encontradas (Quadro 4.1).

Endoscopias podem ser normais em pacientes com EoE numa frequência de 10 a 25% dos pacientes.[6] Após a criação do escore endoscópico, observou-se que houve melhora na padronização de avaliações endoscópicas, diminuindo a porcentagem de endoscopias normais para 10%. Fatores que se relacionam com uma maior proporção de endoscopias normais são:

- Idade precoce.
- Dor abdominal como principal manifestação.
- Menor apresentação de disfagia ou impactação alimentar.
- Menor tempo de duração de sintomas.[7]

Os achados endoscópicos avaliados pelo escore endoscópico não se correlacionaram com a atividade histológica ou clínica da doença em pacientes adultos com EoE. Apenas exsudatos se correlacionaram com o pico da contagem de eosinófilos e resultado histológico, enquanto sulcos e edema persistiram em mais da metade dos pacientes, apesar da remissão histológica.[8]

QUADRO 4.1. Sistema de referência de escore endoscópico para pacientes com esofagite eosinofílica

Características maiores
Anéis esofágicos fixos (também descritos como anéis concêntricos, esôfago corrugado, anéis corrugados, traqueização) • Grau 0: ausência • Grau 1: leve (anéis circunferenciais súbitos) • Grau 2: moderado (anéis distintos que não atrapalham passagem de um endoscópio adulto padrão de diâmetro entre 8-9.5mm) • Grau 3: grave (anéis distintos que não permitem a passagem de um endoscópio)
Exsudatos (também descrito como pontos esbranquiçados, placas) • Grau 0: ausência • Grau 1: leve (lesões que envolvem menos de 10% da área de superfície esofágica) • Grau 2: grave (lesões que envolvem mais de 10% da área de superfície esofágica)
Estrias (também descritas como linhas verticais, sulcos esofágicos) • Grau 0: ausência • Grau 1: presença
Edema (também descrito como palidez de mucosa ou diminuição de padrão vascular) • Grau 0: ausente (vascularidade presente) • Grau 1: perda de clareza ou ausência de marcações vasculares
Estreitamento • Grau 0: ausência • Grau 1: presença
Características menores
Esôfago com aspecto de papel "crepè" (fragilidade de mucosa ou laceração induzida por passagem de endoscópio, mas não após dilatação esofágica) • Grau 0: ausente • Grau 1: presente

Fonte: adaptada de *Gut*, 2013.[5]

Alterações Histopatológicas

Para o diagnóstico de EoE, é necessário a presença de mais de 15 eosinófilos por campo de grande aumento (CGA) ou 60 eosinófilos por mm² em biópsia de esôfago. Recentemente, foi criado o escore histológico de EoE em que são pontuadas as seguintes principais alterações histológicas:[9]

- **Inflamação eosinofílica:** eosinófilos intraepiteliais normalmente não são encontrados no esôfago.
- **Hiperplasia zona basal:** a zona basal do epitélio escamoso é composta de pequenas células compactadas e normalmente ocupa ≤ 15% da espessura epitelial total. Quando ultrapassa esse limite, já é considerada anormal
- **Abscessos eosinofílicos:** grupo intraepitelial de eosinófilos ou agregados no qual eosinófilos formam massas sólidas.
- **Eosinófilos na camada superficial:** alinhamento linear de pelo menos 3 eosinófilos no terço superior do epitélio paralelo ao lúmen.
- **Espaços intercelulares dilatados:** espaços paracelulares circunferenciais no epitélio escamoso do esôfago que exibe pontes intercelulares.
- **Alteração epitelial de superfície:** propriedades tintórias alteradas do epitélio de superfície que se manifestam como coloração aumentada das células epiteliais de superfície com ou sem infiltrado de eosinófilos associada.
- **Células epiteliais disqueratóticas:** células individuais com citoplasma eosinofílico e pequenos núcleos hipercromáticos redondos.
- **Fibrose da lâmina própria:** fibras de tecido conjuntivo espessadas na lâmina própria.

As alterações endoscópicas e histológicas podem ocorrer em sítios localizados na mucosa esofágica, não comprometendo todo o órgão. Portanto, na presença de forte suspeita clínica, deve-se solicitar um maior número de amostras de biópsias, pois quanto maior o número, maior será a acurácia diagnóstica.

4.2 Investigação da Sensibilização/Alergia a Alimentos

É comum que os pacientes com EoE apresentem outras manifestações alérgicas incluindo rinite, asma e dermatite atópica, além de alergias alimentares,[10-12] tanto que nos critérios diagnósticos modificados de 2019, consta que "condições atópicas concomitantes devem aumentar a suspeita para EoE".[13] Na maioria dos pacientes há sensibilização alérgica (presença de IgE específica), podendo ser tanto para alimentos quanto para aeroalérgenos.[14] No entanto, é importante ressaltar que testes alérgicos positivos nem sempre indicam sintomas desencadeados pelos alérgenos apontados. Além do mais, na EoE, os desencadeantes podem levar dias para conferir sintomas, sendo bastante complexo estabelecer relação de causa (alérgeno) e efeito (sintomas) nesses pacientes. É preciso muita cautela na interpretação dos resultados de exames alérgicos.

O *Atopic Patch test* (APT) ou teste de contato atópico para alimentos, que investiga mecanismos de reação tardia, não foi ainda padronizado.[11]

Embora haja remissão histológica na enorme maioria dos pacientes submetidos a dieta elementar,[15] o que evidencia o papel dos alérgenos alimentares na EoE, os testes alérgicos (*prick* e/ou IgE sérica específica + *APT*) parecem não ser tão efetivos em indicar os alimentos responsáveis. Metanálise revelou que dietas de restrição baseadas em resultados de testes alérgicos promoveram remissão histológica em menos de 50% dos pacientes, sendo a eficácia menor em adultos[15]. *Guideline* publicado em 2017 identificou nível de evidência moderado quanto à eficácia de testes alérgicos para o estabelecimento de dietas de restrição, recomendando fortemente contra este tipo de prática.[11] Corroborando essa recomendação, a Associação Americana de Gastroenterologia reforça se tratar de muito baixa evidência a aplicabilidade dos testes alérgicos, até o momento, no estabelecimento da dieta de eliminação.[16] Na prática clínica, as dietas de restrição empírica do leite de vaca, associada ou não a um ou mais grupos de alimentos alergênicos (trigo, ovo, soja, amendoim, castanhas, peixes e frutos do mar) permanecem como o principal meio de investigação da participação de alimentos na patogênese da EoE.

4.3 Critérios Diagnósticos

O diagnóstico da esofagite eosinofílica é baseado na junção de dois achados fundamentais: história clínica sugestiva associada a alterações anatomopatológicas positivas, especialmente caracterizadas pelo encontro de mais de 15 eosinófilos por campo de grande aumento. Entretanto, a história clínica de esofagite eosinofílica apresenta duas peculiaridades bastante relevantes: os sintomas podem estar presentes em uma série de outras afecções gastrintestinais e sintomas mais característicos de EoE, como dificuldade de ingerir alimentos sólidos pode passar despercebida para familiares e não se constituir em uma queixa espontânea.[11,13,17]

Um algoritmo simples deve ser seguido (Figura 4.5).

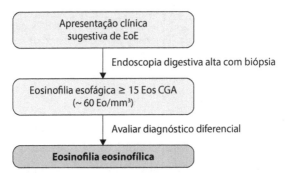

FIGURA 4.5. Algoritmo de critérios diagnósticos de esofagite eosinofílica.
EoE: esofagite eosinofílica; Eos: eosinófilos; CGA: campo de grande aumento; Eo/mm³: eosinófilos por milímetro cúbico.

Para o diagnóstico assertivo de EoE deve-se considerar as características importantes dos sintomas clínicos e achados endoscópicos (Quadro 4.2).

QUADRO 4.2. Aprimoramento do diagnóstico de esofagite eosinofílica.

Sintomas clínicos	Adultos e adolescentes	Impactação alimentar (33-54%), disfagia com alimentos sólidos (70-80%), dor torácica espontânea[11,13,17]
	Escolares ou crianças menores	Queixa muito semelhantes às apresentadas na doença do refluxo, vômitos, dores abdominais, recusa alimentar e dificuldade de ganho de peso espontânea[11,13]
	Presença de atopia	Condições atópicas podem aumentar a suspeita de EoE espontânea[13]
Diagnóstico histopatológico	Achado diagnóstico	Mais que 15 eosinófilos por campo de grande aumento. Atenção: o achado de eosinófilos > 15 no esôfago deve ser isolado. Caso haja aumento de eosinófilos em outros sítios do trato gastrointestinal, o diagnóstico precisa ser revisto[11,13,17]
	Outros achados	Abscessos eosinofílicos, alteração do epitélio e aumento das papilas do epitélio escamoso, hiperplasia da camada basal são achados frequentes, mas ainda não estão presentes no diagnóstico de EoE, embora escores estejam sendo desenvolvidos ao menos para avaliação prognóstica[11]

Fonte: autoria própria.

Considere sempre o diagnóstico diferencial, pois os achados clínicos, endoscópicos e histopatológicos não são patognomônicos de EoE, portanto é fundamental o estabelecimento do diagnóstico diferencial.

O Que É Preciso Lembrar?

Com relação às manifestações clínicas:
- Nem sempre é fácil documentar a queixa de disfagia, uma vez que mecanismos compensatórios podem ser desenvolvidos e

os sintomas são entendidos pelo paciente ou família com **hábitos**. Nesse contexto, pergunte de maneira ativa:

- Come devagar?
- Mastiga os alimentos de maneira demorada?
- Usa estratégias para facilitar a deglutição? Toma líquidos em quantidade durante a refeição? Ou gosta de alimentos mais pastosos?
- Deglute de maneira repetida para facilitar a passagem do alimento?
- Evita alguns alimentos que considera difíceis de comer? De maneira espontânea?[13]

Com relação aos achados macroscópicos observados na endoscopia:

- Ainda que achados macroscópicos sejam frequentemente observados nos pacientes com EoE não se conseguiu correlacioná-los de alguma maneira para que pudessem ser importantes do diagnóstico de EoE.[11]

Com relação aos achados histopatológicos:

- Pelo menos 5/6 biópsias devem ser obtidas para adequado diagnóstico, devem ser abordados vários sítios, proximais e distais.[13,17]
- Deve-se preferir a biópsia de locais com alterações macroscópicas presentes.[13]
- Lembre-se de manter o padrão de biópsias caso o paciente seja submetido a uma endoscopia de urgência por conta de impactação alimentar.[17]

Com relação a biomarcadores e exames mais ou menos invasivos:

- Ainda não há exames que possam substituir a associação história + avaliação anatomopatológica para diagnóstico de EoE.[11]

O adequado diagnóstico de EoE é o primeiro passo para o planejamento e acompanhamento dos pacientes.

Referências Bibliográficas

1. Kim HP, et al. The prevalence and diagnostic utility of endoscopic features of eosinophilic esophagitis: a meta-analysis. Clin Gastroenterol Hepatol, 2012.
2. Bolton SM, et al. Eosinophilic Esophagitis in Children: Endoscopic Findings at Diagnosis and Post-intervention. Curr Gastroenterol Rep. 2018.
3. Gómez-Aldana A, et al. Eosinophilic esophagitis: Current concepts in diagnosis and treatment. World J Gastroenterol 2019.
4. Bonis PAL, Gupta SK. Uptodate: Clinical manifestations and diagnosis of eosinophilic esophagitis. May, 2021.
5. Hirano I, Moy N, Heckman MG, et al. Endoscopic assessment of the oesophageal features of eosinophilic oesophagitis: validation of a novel classification and grading system. Gut 2013.
6. Prasad GA, et al. Epidemiology of eosinophilic esophagitis over three decades in Olmsted County, Minnesota. Clin Gastroenterol Hepatol 2009.
7. Eluri S, Corder SR, Kim E, Tappata M, Reed CC, et al. Clinical features and time trends associated with an endoscopically normal esophagus in active eosinophilic esophagitis. Endoscopy. 2020.
8. Rodríguez-Sánchez J, Barrio-Andrés J, Nantes Castillejo O, et al. TheEndoscopic Reference Score shows modest accuracy to predict either clinical or histological activity in adult patients with eosinophilic oesophagitis. Aliment Pharmacol Ther, 2017.
9. Collins MH, et al. Newly developed and validated eosinophilic esophagitis histology scoring system and evidence that it outperforms peak eosinophil count for disease diagnosis and monitoring. Diseases of the Esophagus, 2017.
10. O'Shea KM, Aceves SS, Dellon ES, Gupta SK, Spergel JM, et al. Pathophysiology of Eosinophilic Esophagitis. Gastroenterology 2018;154(2):333-45.
11. Lucendo AJ, Molina-Infante J, Arias Á, von Arnim U, Bredenoord AJ, et al. Guidelines on eosinophilic esophagitis: evidence-based statements and recommendations for diagnosis and management in children and adults. UEG Journal 2017; 5: 335-58.
12. González-Cervera J, Arias A, Redondo-González O, Cano-Mollinedo MM, Terreehorst I, Lucendo AJ. Association between atopic manifestations and

eosinophilic esophagitis: A systematic review and meta-analysis. Ann Allergy Asthma Immunol 2017;118(5):582-90.
13. Dellon ES, Liacouras CA, Molina-Infante J, Furuta GT, Spergel JM, et al. Updated International Consensus Diagnostic Criteria for Eosinophilic Esophagitis: Proceedings of the AGREE Conference. Gastroenterology.2018;155(4):1022-33. e10. doi: 10.1053/j.gastro.2018.07.009. Epub 2018 Sep. 6. PMID: 30009819; PMCID: PMC6174113.
14. Reed CC, Iglesia EGA, Commins SP, Dellon ES. Seasonal exacerbation of eosinophilic esophagitis histologic activity in adults and children implicates role of aeroallergens. Ann Allergy Asthma Immunol 2019;122(3):296-301.
15. Arias A, González-Cervera J, Tenias JM, Lucendo AJ. Efficacy of Dietary Interventions for Inducing Histologic Remissionin Patients With Eosinophilic Esophagitis: A Systematic Review and Meta-analysis. Gastroenterology 2014;146:1639-48.
16. Hirano K, Chan ES, Rank MA, Sharaf RN, Stollman NH, Stukus DR, et al. AGA Institute and the Joint Task Force on Allergy-Immunology Practice Parameters Clinical Guidelines for the Management of EosinophilicEsophagitis. Gastroenterology 2020;158:1776-86.
17. Gonsalves NP, Aceves SS. Diagnosis and treatment of eosinophilic esophagitis. J Allergy Clin Immunol. 2020 Jan;145(1):1-7. doi:10.1016/j.jaci.2019.11.011. PMID: 31910983; PMCID: PMC6986782.

Capítulo 5

Diagnóstico Diferencial

Ana Flávia Bernardes de Sousa

A esofagite eosinofílica (EoE) faz parte das doenças classificadas como inflamação órgão-específica que cursam com hipereosinofilia (HE) no sangue periférico. O eosinófilo tem por característica uma baixa concentração no sangue periférico (0,05-0,5 × 10^9/L) e não infiltra órgãos e tecidos em condições normais, com exceção de áreas específicas do trato gastrointestinal (estômago e cólon), baço, timo, linfonodos e útero, nos quais não dispomos de valores de referência para um número ideal a ser encontrado nas biópsias.[1]

Faz parte dos critérios diagnósticos da EoE que o infiltrado eosinofílico esteja restrito ao esôfago e que sejam excluídas causas de eosinofilia sistêmica com infiltração secundária no esôfago, além de causas que têm sintomas semelhantes.[2,3] Portanto, durante o processo de investigação do paciente com suspeita de EoE, algumas doenças devem ser excluídas por meio de exames complementares.[4] Vale lembrar que a EoE pode, ou não, cursar com aumento do número absoluto de eosinófilos no sangue periférico, mas o encontro dessa alteração serve de alerta para a possibilidade diagnóstica.

A doença do refluxo gastroesofágico (DRGE) é o principal diagnóstico diferencial, por apresentar sintomas muito semelhantes a EoE e poder cursar com infiltrado de raros eosinófilos no esôfago, mas, em geral, abaixo do critério diagnóstico para EoE.[5] Visto que não existe mais o diagnóstico de eosinofilia esofágica responsiva a inibidor de bomba de prótons (EER-IBP), caso haja mais de 15 eosinófilos por campo de grande aumento (eos/CGA) associados a sintomas de disfunção esofágica, mesmo que concomitante a sinais endoscópicos de esofagite de refluxo ou estudo com medida do pH compatível com DRGE, o diagnóstico será de EoE.[6] Pode também haver sobreposição de ambos diagnósticos, visto que a presença de refluxo contribui para a perda da barreira mucosa e a quimiotaxia de eosinófilos para o esôfago em indivíduos predispostos.[7]

Vivendo em um país em desenvolvimento, não podemos deixar de descartar infecções parasitárias como uma causa frequente de eosinofilia. Avaliação protoparasitológica negativa não descarta infecção parasitária no trato gastrointestinal, portanto, cabe realização de um tratamento empírico para parasitoses intestinais e reavaliação do hemograma para confirmar a persistência da eosinofilia, principalmente em crianças ou em situações clínicas pouco sugestivas de EoE.[8]

Um raro, porém, importante diagnóstico diferencial é a síndrome hipereosinofílica, por apresentar elevada morbimortalidade, caso não tratada. O diagnóstico baseia-se numa hipereosinofilia no sangue periférico (acima de $1,5 \times 10^9$ eosinófilos/L) associada à disfunção de dois ou mais órgãos, não estando o infiltrado eosinofílico restrito ao esôfago.[3]

O aumento do número dos eosinófilos no sangue periférico pode ser reacional e estar relacionado a infecções helmínticas, fúngicas ou virais, a reações de hipersensibilidade a medicamentos, doenças atópicas, doenças autoimunes e até neoplásicas. Na maioria dos casos, a eosinofilia pode ser atribuída ao recrutamento de eosinófilos na medula óssea devido a produção de citocinas como IL5, GM-CSF e IL-3.[9,10] (Tabela 5.1) A disfunção esofágica e seus sintomas característicos são expressas em doenças sistêmicas que envolvem inflamação, alteração anatômica do órgão como a acalasia, doenças inflamatórias intestinais como a doença de Crohn com envolvimento esofágico, doença celíaca, doença do enxerto *versus* hospedeiro (GVHD), penfigoide bolhoso, vasculites alérgicas e autoimunes, doenças do tecido conjuntivo, além de síndromes de hipermobilidade[11,12] (Tabela 5.2).

O diagnóstico de EoE é finalmente confirmado desde que não haja nenhum outro fator contribuindo para os sintomas de disfunção esofágica ou para a infiltração eosinofílica no órgão. É de extrema importância que esses critérios estejam uniformemente difundidos entre generalistas e especialistas, para que haja coerência na solicitação de exames e para evitarmos atraso diagnóstico ou mesmo diagnósticos equivocados.[13,14]

TABELA 5.1. Causas de eosinofilia reacional

Causas comuns
Parasitoses intestinais
Reações alérgicas
Doenças atópicas
Hipersensibilidade a medicamentos (alérgica ou tóxica)
Causas raras
Linfomas (Hodgkin, de células T) e leucemia
Histiocitose de células de Langerhans
Mastositose sistêmica
Tumores sólidos/malignidade
Aspergilose broncopulmonar alérgica
Doenças inflamatórias intestinais
Doenças autoimunes

Fonte: Valent P, et al. J Allergy Clin Immunol, 2012.[1]

TABELA 5.2. Diagnóstico diferencial e condições associadas a EoE

Diagnóstico diferencial
Acalasia
Doença do refluxo gastroesofágico
Vasculite alérgica
Doença de Crohn do esôfago
Reação de hipersensibilidade a drogas
Leiomiomatose esofágica
GVHD?
Síndrome hipereosinofílica
Infecção parasitária
Penfigoide bolhoso

Continua

Continuação

TABELA 5.2. Diagnóstico diferencial e condições associadas a EoE

Condições associadas
Síndromes de hipermobilidade (Sd. Marfan tipo II, Sd. Ehlers-Danlos, Sd. Loeys-Dietz) Gastroenterite/colite eosinofílica Colagenoses sistêmicas Atresia esofágica Doença celíaca Doenças inflamatórias intestinalis

Fonte: Katzka DA. Annals of Internal Medicine, 2020.[12]

Referências Bibliográficas

1. Valent P, Klion AD, Horny HP, et al. Contemporary consensus proposal on criteria and classification of eosinophilic disorders and related syndromes. J Allergy Clin Immunol. 2012;130(3):607-612.e9.
2. Liacouras CA, Furuta GT, Hirano I, et al. Eosinophilic esophagitis: updated consensus recommendations for children and adults. J Allergy Clin Immunol 2011;128: 3-20.
3. Gotlib J. World Health Organization-defined eosinophilic disorders: 2017 update on diagnosis, risk stratification, and management. Am J Hematol. (2017) 92:1243-59.
4. Roufosse F, Weller PF. Practical approach to the patient with hypereosinophilia. J Allergy Clin Immunol. 2010 Jul;126(1):39-44.
5. Ferreira CT, Vieira MC, Furuta GT, de Barros FC, Cheade M. Eosinophilic esophagitis: Where are we today? J Pediatr (Rio J) 2019;95(131): 275-81.
6. Dellon ES, Liacouras CA, Molina-Infante J, Furuta GT, Spergel JM, et al. Updated International Consensus Diagnostic Criteria for Eosinophilic Esophagitis: Proceedings of the AGREE Conference. Gastroenterology. doi:10.1053/j.gastro.2018.07.009.
7. Straumann A, Katzka DA. Diagnosis and Treatment of Eosinophilic Esophagitis. Gastroenterology 2018; 154: 346-59.
8. Schwartz JT, Fulkerson PC. An Approach to the Evaluation of Persistent Hypereosinophilia in Pediatric Patients. Front Immunol. 2018 Sep 3;9:1944.

9. Ackerman SJ, Bochner BS. Mechanisms of eosinophilia in the pathogenesis of hypereosinophilic disorders. Immunol Allergy Clin North Am. 2007; 27:357-75.
10. Valent P. Pathogenesis, classification, and therapy of eosinophilia and eosinophilic disorders. Blood Rev. 2009; 23:157-65.
11. Spechler SJ, Konda V, Souza R. Can eosinophilic esophagitis cause achalasia and other esophageal motility disorders? Am J Gastroenterol. 2018;113: 1594-9.
12. Katzka DA. Eosinophilic Esophagitis. Ann Intern Med. 2020 May 5;172(9):ITC65-80.
13. Ferreira CT, Vieira MC, Furuta GT, de Barros FC, Cheade M. Eosinophilic esophagitis: Where are we today? J Pediatr (Rio J) 2019;95(131): 275-281.
14. Gómez-Aldana A, Jaramillo-Santos M, Delgado A, Jaramillo C, Lúquez-Mindiola A. Eosinophilic esophagitis: Current concepts in diagnosis and treatment. World J Gastroenterol 2019; 25(32): 4598-613.

Capítulo 6

Diagnóstico de Complicações da EoE

Bruna Pultrini Aquilante

A esofagite eosinofílica (EoE) é uma condição inflamatória crônica do esôfago, caracterizada por infiltração eosinofílica na mucosa esofágica associada a sintomatologia clínica de disfunção desse órgão.[1] A inflamação crônica não tratada pode levar ao remodelamento esofágico, resultando em dismotilidade, estenose, impactação alimentar e risco de perfuração local.[2,3] Até o momento, a EoE não parece representar uma doença pré-maligna e não diminui a expectativa de vida. Entretanto, a recorrência e gravidade dos sintomas podem reduzir significativamente a qualidade de vida dos pacientes e causar prejuízos nutricionais devidos às restrições alimentares.[4,5] Embora a inflamação epitelial eosinofílica seja utilizada para definir atividade da doença, é importante se atentar à possibilidade de alterações do tecido submucoso que, mesmo em remissão histológica, demandarão tratamento específico para prevenção e reversão do processo de remodelamento. O reconhecimento destas alterações possibilita planejar estratégias de controle dos sintomas e da redução dos riscos de novas complicações.[6,7] Estenose esofágica e perfuração esofágica são as complicações a serem abordadas pela sua gravidade e dificuldade de resolução.

Estenose Esofágica

A estenose esofágica é definida por um estreitamento anormal do lúmen do esôfago, presente em 30-80% dos adultos com EoE e menos frequentemente em crianças (5-10%).[7] Até o momento, o melhor preditor de risco para estenose tem sido o tempo de doença ativa, em sua maioria maior que 10 anos para estenoses clinicamente significativas.[6] Mudanças no quadro clínico podem refletir progressão da doença, partindo de um padrão predominantemente inflamatório para um padrão mais fibroestenótico. Ainda que o agravamento dos sintomas possa indicar estágios cronológicos de uma doença em evolução, estudos mais recentes apontam para a possibilidade de endótipos distintos, cuja expressão gênica do paciente determina um desfecho mais provável para estenoses do esôfago.[8] Essa caracterização ainda precisa ser melhor elucidada, mas adolescentes e adultos, sem antecedente de atopia, refratários a corticoesteroides e com maior gravidade em escores endoscópicos/histológicos parecem representar um fenótipo preocupante para a ocorrência de estenoses.[9]

Disfagia e impactação alimentar são sintomas sugestivos desta complicação, mesmo se o paciente estiver em remissão histológica. Para buscar o diagnóstico de estenose é preciso ir além das queixas referidas e dos achados endoscópicos. Primeiramente, muitos pacientes desenvolvem comportamentos adaptativos para superar dificuldades na alimentação que mascaram os sintomas disfágicos. Em segundo lugar, a avaliação de fibrose a partir das biópsias esofágicas pode ser falha, devido à escassez de camadas musculares mais profundas em material habitualmente utilizado para avaliação de eosinófilos.[2,10] Embora existam escores padronizados para avaliação endoscópica e histológica, que contemplam a descrição de fibroestenoses, estes parâmetros ainda permanecem imprecisos para avaliar todo o processo de remodelamento.[11]

Dadas as limitações e baixa sensbilidade da endoscopia digestiva alta (EDA) para esta investigação, uma variedade de métodos diagnósticos tem sido utilizada para demonstrar as consequências do remodelamento da EoE (Tabela 6.1).[11]

TABELA 6.1. Métodos para detecção de remodelamento esofágico em EoE[11]

Método	Achados	Vantagens	Desvantagens
Esofagograma	Estreitamento do calibre esofágico, estenoses, anel esofágico	Acessível, fácil execução	Exposição a radiações, não avalia a distensibilidade do esôfago
Ecoendoscopia	Aumento da espessura da mucosa, submucosa e muscular própria	Disponível, bom para avaliação do remodelamento esofágico intramural	Custo alto, difícil avaliação se estreitamento grave do calibre esofágico
Manometria de alta resolução	Disfunção da motilidade esofágica	Acessível, bom para identificação de remodelamento esofágico	Uso limitado em crianças pequenas, especialmente limitada dos achados
Endoflip®	Redução da distensibilidade esofágica	Quantificação objetiva do processo de remodelamento esofágico	Disponibilidade ainda limitada, custo alto
Painel diagnóstico de EoE	Identificação de endótipos por padrão de expressão gênica	Análise a partir de biópsias esofágicas, potencial preditor de remodelamento esofágico	Aplicabilidade clínica ainda limitada

▪ Esofagograma

O esofagograma, ou estudo contrastado do esôfago, é um procedimento que avalia o esôfago em sua forma e extensão. O exame é realizado utilizando-se fluoroscopia, ou seja, imagens contínuas de radiografia a partir da ingestão oral de um agente de contraste (bário). As imagens permitem a visualização do esôfago em movimento para detecção de estenoses (Figura 6.1).[11] Esta avaliação tem custo baixo e é clinicamente viável, mas é preciso ponderar a exposição repetida a radiações. O esofagograma é capaz de detectar fibroestenose sutil de uma forma mais precoce que a EDA, mas também pode subestimar o diâmetro da luz esofágica se uma maior rigidez da parede limitar a capacidade de distensão durante o exame.[11,12]

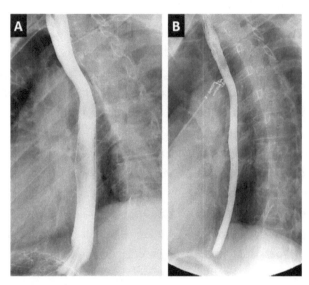

FIGURA 6.1. Esofagograma em esofagite eosinofílica. O painel A mostra um esôfago de calibre normal. O painel B mostra uma redução de mais de 50% no diâmetro luminal do esôfago em um adulto com EoE.

Fonte: Hirano I, Aceves SS. Clinical implications and pathogenesis of esophageal remodeling in eosinophilic esophagitis. Gastroenterol Clin North Am, 2014.

▪ Ecoendoscopia

A ecoendoscopia, ou ultrassom endoscópico, é um procedimento combinado à EDA que utiliza um pequeno transdutor de ultrassom no aparelho de endoscopia capaz de avaliar as camadas mucosa, submucosa e muscular própria do esôfago. É útil na identificação do remodelamento esofágico intramural, através da descrição de fibroses, mas um estreitamento grave do esôfago pode dificultar esta avaliação pela impossibilidade de manuseio do aparelho.[11,13]

Manometria de Alta Resolução

A manometria de alta resolução objetiva investigar a função esofágica, através da avaliação de sua motilidade. A principal diferença em relação à manometria convencional está no maior número de sensores de captação e menor distanciamento entre eles. Um cateter é fixado na junção esôfago-gástrica para avaliação simultânea dos esfíncteres e do corpo esofágico por deglutições seriadas. Registros de pressão são convertidos em traçados e imagens topográficas e colorimétricas. As alterações na manometria podem sugerir o remodelamento fibroestenótico da EoE pela rigidez da parede esofágica, mas este método tem especificidade baixa para definição de estenose. A dismotilidade esofágica evidenciada no exame pode, inclusive, justificar a persistência de disfagia em pacientes sem evidência de estenose por outros métodos de avaliação.[11,14]

Endoflip®

O Endoflip® (*endoluminal functional lumen imaging probe*) é uma técnica inovadora que utiliza a planimetria por impedância para avaliar distensibilidade da parede do esôfago. Pode ser realizado junto à EDA com o paciente sedado. Através de um cateter acoplado a um balão preenchido em líquido é possível quantificar a motilidade esofágica pelas contrações apresentadas. Os achados podem se correlacionar ao processo de fibrose da lâmina própria e de estreitamento esofágico.[15] Apesar de ainda pouco utilizado na prática clínica, este método se demonstra seguro e eficaz para planejamento de dilatações esofágicas.[10]

▪ Painel Diagnóstico de EoE

O painel diagnóstico de EoE, reconhecido pela sigla EDP (EoE *diagnostic panel*) é uma avaliação molecular promissora para elucidação dos endótipos de EoE. Esse teste utiliza a matriz de PCR quantitativa de 96 genes a partir do tecido de biópsia esofágica. O padrão fibrostenótico, frequentemente associado a um maior risco para estreitamento esofágico, é marcado pela menor expressão de genes de diferenciação epitelial, particularmente ACPP, CITED2, CTNNAL1, EML1, FLG, GRPEL2, MT1M, PNLIPPR3 e TSPAN12. A metodologia ainda não está inserida na prática clínica, mas no futuro poderá contribuir para o reconhecimento de pacientes com maior chance de evolução para fibrose.[16,17]

Perfuração Esofágica

A perfuração esofágica é uma complicação rara, mas potencialmente fatal de EoE, que pode ocorrer por episódios prolongados de êmese e náuseas, por impactação do bolo alimentar esofágico ou menos frequentemente, por dilatação mecânica das estenoses esofágicas. Menos de 1% dos pacientes com EoE apresentam esta complicação, em sua maioria de forma espontânea e raramente relacionada ao procedimento endoscópico.[18] Inflamação e fragilidade da mucosa, bem como o remodelamento esofágico, aumentam o risco para perfuração.[3,18] O diagnóstico deve ser suspeitado em pacientes com dor intensa torácica, cervical ou em abdome superior, após episódio de náuseas, vômitos ou outros estímulos para aumento da pressão intratorácica. Um enfisema subcutâneo pode ser observado ao exame físico. Embora a radiografia torácica e cervical possa dar suporte ao diagnóstico, a confirmação é estabelecida por esofagograma contrastado ou tomografia computadorizada. O manejo emergencial é fundamental e inclui diagnóstico imediato, estabilização do paciente e intervenção para correção do órgão.

Conclusão

Impactação alimentar e perfuração da parede esofágica têm sido associados à redução do calibre esofágico e à rigidez de sua mucosa. O reconhecimento deste processo de remodelamento se faz necessário em pacientes sintomáticos, mesmo que estejam em remissão histológica. A detecção de fibroestenose e suas complicações demandarão terapêuticas mais avançadas e um planejamento para dilatações, a fim de melhorar os sintomas disfágicos e minimizar os riscos de futuras complicações.

Referências Bibliográficas

1. Veiga FMS, Castro APBM, Santos CJN, Dorna MB, Pastorino AC. Esofagite eosinofílica: um conceito em evolução? Arq Asma Alerg Imunol. 2017;1(4):363-72.
2. Hassan M, Aceves S, Dohil R, Gharibans A, Newbury R, Proudfoot J, et al. Esophageal Compliance Quantifies Epithelial Remodeling in Pediatric Patients with Eosinophilic Esophagitis. J Pediatr Gastroenterol Nutr. 2019;68(4):559-65.
3. Runge TM, Eluri S, Cotton CC, Burk CM, Woosley JT, Shaheen NJ, et al. Causes and Outcomes of Esophageal Perforation in Eosinophilic Esophagitis. J Clin Gastroenterol. 2017;51(9):805-13.
4. Furuta GT, Katzka DA. Eosinophilic Esophagitis. N Engl J Med. 2015;373(17):1640-8.
5. Lucendo AJ, Molina-Infante J, Arias Á, von Arnim U, Bredenoord AJ, et al. Guidelines on eosinophilic esophagitis: evidence-based statements and recommendations for diagnosis and management in children and adults. United European Gastroenterol J. 2017 Apr;5(3):335-58.
6. Hirano I. Future Directions in Eosinophilic Esophagitis. Gastrointest Endosc Clin N Am. 2018 Jan;28(1):111-22.
7. Richter JE. Endoscopic Treatment of Eosinophilic Esophagitis. Gastrointest Endosc Clin N Am. 2018 Jan;28(1):97-110.

Capítulo 7

Opções Terapêuticas da EoE

7.1 Inibidores de Bomba de Prótons
Ingrid Pimentel Cunha M. Souza Lima

Atualmente, os inibidores de bomba de prótons (IBP) estão entre as opções de tratamento de primeira linha para tratar esofagite eosinofílica (EoE), em associação ou não, com a terapia dietética e/ou corticosteroides tópicos deglutidos.

A eficácia dos IBP foi investigada em adultos com EoE, inicialmente, em 2011, sendo observada taxa de remissão de 50%. Contudo, nesta ocasião, o entendimento sobre a ação dos IBP na redução da infiltração eosinofílica no esôfago era limitado e havia o conceito da eosinofilia esofágica responsiva ao IBP (EE-rIBP). Com o passar dos anos, ocorreram avanços no entendimento sobre as interrelações entre a EoE, a doença do refluxo gastroesofágico (DRGE) e a EE-rIBP, que resultaram em mudanças no diagnóstico e tratamento desde as primeiras diretrizes até a presente data, passando a PPI-EE a ser considerada um subtipo de EoE.

Nas primeiras diretrizes em 2007, havia necessidade de exclusão de todas as outras causas de eosinofilia local e se usava o IBP para excluir doença de refluxo gastresofágico (DRGE).[1] Em 2011, com a nova diretriz, aqueles que apresentavam uma resposta ao IBP recebiam diagnóstico de EE-rIBP.[2] Já na nova diretriz em 2017, definiu-se que EoE e EE-rIBP faziam parte da mesma doença e apresentavam características fenotípicas, genéticas e mecânicas indistinguíveis.[3]

Os IBP, além do seu papel como inibidor de secreção ácida, possuem um efeito anti-inflamatório, reduzindo os níveis de citocinas após ativação de Th2. Tem se observado que os IBP bloqueiam a ligação do tradutor de sinal e ativador da transcrição $STAT_6$ ao gene promotor da eotaxina 3, diminuindo a transcrição dessa proteína,[4] restabelecendo a integridade da mucosa esofágica nesses pacientes e revertem a transcrição inflamatória.[5] Em metanálise incluindo 33 estudos, foi observada a remissão histológica de 50% e a remissão clínica de 60,8% após tratamento com IBP em crianças e adultos, independentemente do tipo de IBP utilizado.[6]

O primeiro estudo prospectivo de resposta ao IBP na população pediátrica, utilizou o esomeprazol a 1 mg/kg/dose 2 vezes ao dia por 8 semanas, obtendo uma taxa de remissão histológica de 68,8%, com resposta clínica de 80%.[7] Já na fase de manutenção da resposta (após essas 8 semanas iniciais) com um ano de seguimento, demonstrou-se na população pediátrica 70% de remissão clínica e histológica com esomeprazol a 1 mg/kg por dia.[8] A dose depende da medicação utilizada, em geral, se recomenda 1 a 2 mg/kg ao dia em 2 doses na fase de indução por 8 semanas. Doses mais altas podem ser requeridas. Mantendo-se 1 mg/kg ao dia nos pacientes que respondem, e deve-se diminuir até a dose mínima eficaz que controle os sintomas da doença. Importante controlar esses pacientes rotineiramente com endoscopia alta, principalmente aqueles com história de impactação alimentar, estreitamento esofágico ou idade inferior a 18 anos além de avaliar a resposta histológica. Quanto ao uso prolongado dos IBP, estudos em adultos mostraram perfil de segurança adequados por 5 a 12 anos de tratamento,[9] já em crianças os estudos de maior duração são escassos (Tabela 7.1).

Pacientes que mantém sintomas persistentes e/ou eosinofilia esofágica, mesmo com uso de IBP, uma terapia alternativa deve ser avaliada, como restrição na dieta ou uso de corticosteroides tópicos deglutidos.

TABELA 7.1. Tratamento com inibidores de bomba de prótons na esofagite eosinofílica

	Dose de indução	Dose de manutenção	Apresentação	Forma de administração
Omeprazol Pantoprazol Esomeprazol	1 mg/kg/dose a cada 12 horas Máx. 80 mg/dia	1 mg/kg/dia Máx. 40 mg/dia	Comprimidos/ cápsulas de 20 ou 40 mg	15 a 20 minutos antes do café da manhã e jantar
Lansoprazol	0,75 mg/kg/dose a cada 12 horas Máx. 60 mg	0,75 mg/kg/dia Máx. 30 mg	Comprimidos de 15 ou 30 mg	
Dexlansoprazol	Máx. 60 mg	Máx. 30 mg	Cápsulas de 30 ou 60 mg	

A relação entre a DRGE e a EoE não é clara. A DRGE pode mimetizar a EoE, coexistir com ela ou contribuir para ela.[10] No entanto, a EoE pode contribuir para DRGE.[11] Os IBP podem beneficiar esses pacientes seja pela redução da produção de ácido em pacientes com DRGE coexistente, seja por controle dos mecanismos inflamatórios já mencionado.[12,13] Os IBPS devem ser sempre considerados como opção terapêutica na EoE.

Referências Bibliográficas

1. Furuta GT, Liacouras CA, Collins MH, et al. Eosinophilic esophagitis in children and adults: a systematic review and consensus recommendations for diagnosis and treatment. Gastroenterology. 2007;133:1342-63.
2. Liacouras CA, Furuta GT, Hirano I, Atkins D, Attwood SE, Bonis PA, et al. Eosinophilic esophagitis: updated consensus recommendations for children and adults. J Allergy Clin Immunol. 2011;128:3-20.
3. Lucendo AJ, Molina-Infante J, Arias A, von Arnim U, Bredenoord AJ, Bussmann C, et al. Guidelines on eosinophilic esophagitis: evidence-based statements and recommendations for diagnosis and management in children and adult. United European Gastroenterol J. 2017;5(3):335-58.

4. Zhang X, Cheng E, Huo X, Yu C, Zhang Q, Pham TH, et al. Omeprazole blocks STAT6 binding to the eotaxin-3 promoter in eosinophilic esophagitis cells. PLoS ONE. 2012;7:e50037.
5. Wen T, Dellon ES, Moawad FJ, Furuta GT, Aceves SS,Rothenberg ME. Transcriptome analysis of proton pump inhibitor-responsive esophageal eosinophilia reveals próton pump inhibitor-reversible allergic inflammation. J Allergy ClinImmunol. 2015;135:187-97.
6. Lucendo AJ, Arias Á, Molina-Infante J. Efficacy of proton pumpinhibitor drugs for inducing clinical and histologic remission in patients with symptomatic esophageal eosinophilia: A systematic review and meta-analysis. Clin Gastroenterol Hepatol. 2016;14:13-22.
7. Gutiérrez-Junquera C, Fernández-Fernández S, Cilleruelo ML,Rayo A, Echeverría L, Quevedo S, et al. High prevalence of response to proton--pump inhibitor treatment in children with esophageal eosinophilia. J Pediatr Gastroenterol Nutr.2016; 62:704-10.
8. Gutiérrez-Junquera C, Fernández-Fernández S, Cilleruelo ML, Rayo A, Echeverría L, Borrell B, et al. Long-term treatment with proton pump inhibitors is effective in children with eosinophilic esophagitis. J Pediatr Gastroenterol Nutr. 2018;67: 210-6.
9. Attwood SE, Ell C, Galmiche JP, Fiocca R, Hatlebakk JG, Hasselgren B, et al. Long-term safety of proton pump inhibitor therapy assessed under controlled, randomised clinical trial conditions: Data from the SOPRAN and LOTUS studies. Aliment PharmacolTher. 2015;41:1162-74.
10. Remedios M, Campbell C, Jones DM, Kerlin P. Esofagite eosinofílica em adultos: achados clínicos, endoscópicos, histológicos e resposta ao tratamento com prorpionato de fluticasona. Gastrointest Endosc 2006; 63:3.
11. Spechler SJ, Genta RM, Souza RF. Reflexões sobre a complexa relação entre doença de refluxo gastroesofágico e esofagite eosinofílica. Am J Gastroenterol 2007; 102:1301.
12. Cheng E, Zhang X, Huo X, et al. Omeprazol bloqueia a expressão da eotaxina 3 pelas células escamosas esofágicas de pacientes com esofagite eosinofílica e DRGE. Gut 2013; 62:824.
13. Vasquez-Elizondo G, Ngamrueengphong S, Khrisna M, et al. Resultado de pacientes com infiltração eosinofílica esofágica após ensaio de oito semanas com um inibidor de bomba de prótons. Aliment Pharmacol Ther 2013; 38:1312.

7.2 Corticoides Deglutidos
Nathalia Barroso Acatauassú Ferreira

Os corticoides deglutidos (CD) são uma opção terapêutica eficaz no tratamento da esofagite eosinofílica.[1,2] Como discutido no tópico anterior, alguns estudos sugerem teste terapêutico com IBP previamente, porém o tratamento pode ser iniciado pelo uso dos CD, uma vez que podem levar a remissão completa em até 90% dos casos.[3,4]

Lucendo e colaboradores conduziram estudo clínico duplo-cego randomizado, que incluiu 88 pacientes adultos com esofagite eosinofílica e comparou budesonida orodispersível e placebo. Após 6 semanas de tratamento, encontrou 58% de remissão completa no grupo medicado com CD, alcançando valores de 85% após 12 semanas comparado com nenhuma melhora no grupo placebo. Remissão histológica foi encontrada em 93% dos pacientes.[5]

Em outro estudo clínico randomizado, o tratamento inicial com budesonida ou fluticasona produziu significativa diminuição na contagem de eosinófilos esofágicos e melhora na disfagia e características endoscópicas.[6] Quanto ao veículo utilizado, estudos mostram que a formulação da budesonida viscosa é superior ao aerossol deglutido (64% *versus* 27%) para remissão histológica completa,[1] por ser capaz de minimizar deposição pulmonar e maximizar deposição esofagena.[7]

Os corticoides recomendados e suas respectivas posologias encontram-se na Tabela 7.2.[7]

Em pacientes responsivos aos corticoides inicialmente, terapia de longo prazo é eficaz na manutenção da remissão.[1,8,9] Ensaio mul-

TABELA 7.2. Corticoides deglutidos (divididos em 2 vezes ao dia)

Propionato de fluticasona – Inalador 220 mcg
Dose inicial (6-12 semanas) Crianças: 880-1.760 mcg/dia Adolescentes e adultos: 1.760 mcg/dia **Dose de manutenção (menor dose efetiva para controle)** Crianças: 440-880 mcg/dia Adolescentes e adultos: 880-1.760 mcg/dia **Recomendações** Não ingerir alimentos sólidos ou líquidos e não escovar os dentes até 30 minutos após cada dose Não utilizar espaçador, aplicar diretamente na boca e engolir
Budesonida viscosa ou suspensão inalatória em ampolas de 0,25 mg/2 mL ou 0,5 mg/2 mL mais agente engrossante*
Dose inicial (6-12 semanas) Crianças: 1 mg/dia Adolescentes e adultos: 2 mg/dia **Dose de manutenção (menor dose efetiva para controle):** Crianças: 0,5 mg/dia Adolescentes e adultos: 1 mg/dia **Recomendações** Não ingerir alimentos sólidos ou líquidos e não escovar os dentes até 30 minutos após cada dose Usar flaconete/ampola de 0,25 mg se maior volume for desejado

* Exemplo de agente engrossante: 5 g de sucralose ou fórmula elementar.
Fonte: Adaptado e traduzido de J Allergy Clin Immunol Pract. 2018; 6(5): 1483-95.

ticêntrico, randomizado e duplo-cego, que avaliou a eficácia a longo prazo da budesonida viscosa no tratamento de 204 adultos com esofagite eosinofílica evidenciou que 73,5% dos pacientes tratados com baixa dose e 75% dos tratados com alta dose de budesonida mantiveram-se em remissão após 48 semanas de tratamento, comparado com 4,4% do grupo placebo, sendo ambas as posologias bem toleradas e seguras.[8]

Na população pediátrica, o tratamento de manutenção de 12 semanas com metade da dose de budesonida oral viscosa utilizada nas 12 semanas iniciais também foi eficaz na remissão sustentada.[9] Em ambas as populações, aqueles não responsivos aos CD inicialmente, dificilmente apresentaram melhora com cursos mais prolongados do mesmo tratamento.[6,7,9]

Em geral, os CD são bem tolerados e seguros, porém existem efeitos adversos potenciais como a candidíase esofageana, que pode ser encontrada em até 10% dos pacientes tratados com CD, geralmente assintomática e achado acidental de EDAs de seguimento, sendo único efeito adverso estatisticamente significativo quando comparado com placebo, o qual pode ser tratado de forma habitual (nistatina ou fluconazol oral).[1,3]

Outra preocupação quanto à segurança é relacionada a supressão adrenal, principalmente em crianças. Estudos de longo prazo mostraram que não há alteração nos níveis séricos de cortisol, seja no tratamento com budesonida ou fluticasona deglutidas, exceto em 10% das crianças tratadas com doses maiores que 440mcg/dia de fluticasona por mais de 6 meses.[1,9]

Portanto, dada a associação de esofagite eosinofílica com outras doenças alérgicas que predispõem ao uso de corticoides por outras vias, sugere-se monitorar níveis séricos de cortisol para prevenir insuficiência adrenal em crianças tratadas com altas doses de CD ou em uso de outras formulações de corticoides.[1,7]

Referências Bibliográficas

1. Lucendo AJ, Molina-Infante J, Arias A, von Arnim U, Bredenoord AJ, et al. Guidelines on eosinophilic esophagitis: evidence-based statements and recommendations for diagnosis and management in children and adults. United European Gastroenterology Journal. 2017; 5(3): 335-58.

2. Cotton CC, Eluri, S, Wolf WA, Dellon ES. Six-food elimination diet and topical steroids are effective for eosinophilic esophagitis: a meta-regression. Dig Dis Sci 2017; 62(9): 2408-20. Doi:10.1007/s10620-017-4642-7.
3. Gómez-Aldana A, Jaramillo-Santos M, Delgado A, Jaramillo C, Lúquez-Mindiola S. Eosinophilic esophagitis: current concepts in diagnosis and treatment. World J Gastroenterol. 2019; 25(32): 4598-613. Doi:10.3748/wjg.v25.i32.4598.
4. Dellon ES, Katzka DA, Collins MH, Hamdani M, Gupta SK, Hirano I. Budesonide oral suspension improves symptomatic, endoscopic, and histologic parameters compared with placebo in patients with eosinophilic esophagitis. Gastroenterology. 2017; 152: 776-86.
5. Lucendo AJ, Miehlke S, Schlag C, Vieth M, von Arnim U, et al., International EOS-1 Study Group. Efficacy of budesonide orodispersible tablets as induction therapy for eosinophilic esophagitis in a randomized placebo controlled trial. Gastroenterology. 2020; 159: 1672-85.
6. Dellon ES, Woosley JT, Arrington A, McGee SJ, Covington J, et al. Efficacy of budesonide vs fluticasone for initial treatment of eosinophilic esophagitis in a randomized controlled trial. Gastroenterology. 2019; 157: 65-73.
7. Steinbach E, Hernandez M, Dellon ES. Eosinophilic esophagitis and the eosinophilic gastrointestinal diseases: approach to diagnosis and management. J Allergy Clin Immunol Pract. 2018; 6(5): 1483-95. Doi:10.1016/j.jaip.2018.06.012.
8. Straumann A, Lucendo AJ, Miehlke S, Vieth M, Schlag C, et al. Attwood S for the International EOS-2 Study Group. Budesonide orodispersible tablets maintain remission in a randomized, placebo-controlled trial of patients with eosinophilic esophagitis. Gastroenterology. 2020; 159: 1672-85.
9. Oliva S, Rossetti D, Papof P, Tiberti A, Mallardo S, et al. A 12-week maintenance therapy with a new prepared viscous budesonide in pediatric eosinophilic esophagitis. Digestive Diseases and Sciences (2019); 64:1571-8. Doi.org/10.1007/s10620-018-5449-x.

7.3 Dietas de Restrição
Ana Carolina Rozalem Reali

A abordagem dietética na esofagite eosinofílica (EoE) faz parte da primeira linha de tratamento, principalmente em crianças. A associação da doença com alergia alimentar e o envolvimento de alérgenos alimentares já foi revisado em sessões anteriores e está bem estabelecido, contudo, o método ideal para identificar o(s) alimento(s) causal(is) não está definido.[1,2]

Assim, os alimentos desencadeadores de EoE são apontados através de extrapolações sobre os mais frequentes causadores de outras manifestações clínicas de alergia alimentar IgE-mediada ou após estudos observacionais que se baseiam em restrição alimentar seguida de reintrodução e biópsia esofágica com redução da contagem dos eosinófilos a menos de 15 por campo de grande aumento (CGA).[3] Segundo este último critério, os alimentos mais frequentemente associados a EoE são leite de vaca (LV) e trigo, seguidos de soja e ovo.[4] Dados conhecidos até o momento sugerem que a tolerância aos alimentos causais na EoE seja improvável de ocorrer, portanto, a exclusão do alimento identificado deve ser mantida indefinidamente.[5]

A restrição dietética é associada não apenas a resolução da eosinofilia esofágica, mas, também, à remissão dos sintomas e prevenção de complicações fibróticas, além do potencial de remissão a longo prazo sem uso de medicações com efeitos colaterais relevantes[5]. No entanto, o risco do impacto nutricional e em qualidade de vida, seu alto custo e dificuldade operacional exigem diferentes estratégias de dietas com diferentes graus de remissão histológica. Assim, as dietas que já se mostraram efetivas no tratamento da EoE são:

- Dieta elementar (DE).
- Dieta de restrição empírica (DRE).
- Dieta de restrição guiada por testes (DRT).

Dieta Elementar

A dieta elementar (DE) é aquela em que ocorre completa substituição dos alimentos por uma formula elementar, na qual a fonte de proteína são aminoácidos livres. É a mais efetiva das dietas, com 90-95% de remissão histológica, no entanto a que possui maior dificuldade em ser seguida e mantida por longo prazo, principalmente em adultos.[1,2]

De fato, após a infância e, preferencialmente em lactentes que ainda tem dieta predominantemente líquida, a DE deve ser cogitada apenas como último recurso.[6] Na maior parte dos casos, ela pode ser utilizada quando mais nada funcionou, inclusive, após combinações das outras terapias disponíveis e, quando atingindo o controle, é iniciada a reintrodução dos alimentos.[6]

O paciente será submetido a uma dieta 100% líquida com fórmula de aminoácidos (FAA). A quantidade da fórmula a ser ingerida deve ser calculada para cada paciente. Existem poucas marcas de FAA no mercado brasileiro e o seu alto custo e baixa palatabilidade são fatores limitantes para sua ampla utilização.[1,6]

Dois ensaios não randomizados com DE em adultos, publicados na última década, encontraram remissão histológica maior que 90%.[7,8] Uma metanálise publicada em 2020, incluindo seis estudos observacionais, com 431 pacientes (maioria crianças) submetidos a dieta elementar demonstrou que apenas 6,4% deles não alcançaram remissão.[9]

No entanto, mesmo que DE seja melhor tolerada em crianças, essa opção terapêutica não está isenta de dificuldades. Os principais marcos de desenvolvimento alimentar se dão nos primeiros 3 anos de vida e eles só ocorrem com o contato com os alimentos. Remover todos os alimentos sólidos não só impacta em preferencias de paladar como atrasa a aquisição dessas habilidades. Assim, modificar a DE adicionando 1 ou 2 alimentos (como maçã ou batata doce), explorados em diferentes formas (purê, amassado, em pedaços) diminui o prejuízo nas habilidades motoras orais e melhora a aceitação alimentar.[1] Ademais, a adição de alguns alimentos sólidos como frutas, vegetais e alguns grãos à FAA também é uma opção para adultos, melhorando a adesão à dieta e ajudando-a a alcançar uma quantidade de calorias para que o uso de sonda nasogástrica não se faça necessário.[6]

Dieta de Restrição Empírica

A dieta de restrição empírica (DRE) é a abordagem dietética mais utilizada no tratamento da EoE com taxas de sucesso que variam 50-70% e consiste na restrição de um ou mais alimentos da dieta. É bem estabelecido que quanto maior o número de alimentos restritos inicialmente, maior é a probabilidade de atingir remissão histológica na primeira endoscopia digestiva alta (EDA), mesmo constatado que 1 a 3 alimentos no máximo estejam envolvidos.[10]

Ainda não temos identificados antígenos específicos dos alérgenos associados a EoE, por isso a DRE exclui alimentos inteiros, em todas as formas de cozimento e processamento e ainda existem dúvidas quão abrangentes devem ser esses grupos: trigo ou glúten? Soja ou todas leguminosas?[11] No entanto, após a estabilização, alguns pacientes, mesmo que constatados alérgicos a LV por exemplo, toleram o mesmo na forma assada e essas peculiaridades precisam ser levadas em consideração.

Três são as DRE mais comuns e baseiam-se no número de alimentos eliminados, mas existem outras variações e os alérgenos envolvidos divergem significativamente de acordo com a região geográfica.

A *Six-food elimination diet* (SFED), que em português significa dieta de restrição de seis alimentos, consiste na eliminação de alimentos de seis grupos alimentares: LV, soja, ovo, trigo, amendoim/castanhas, peixes/frutos do mar e alcança em torno de 70% de remissão histológica.[4] No entanto, ao passo que amendoim/castanhas, peixe/frutos do mar se mostram raros alérgenos, outros vem se destacando como grãos, legumes e carne vermelha e já são incluídos em alguns estudos.[2] Dietas menos restritivas fazem sucesso e parecem aumentar a adesão do paciente no entanto, sua eficácia é notadamente menor.[12]

Na revisão sistemática elaborada por Rank et al., em 2020, incluindo nove estudos observacionais, com um total de 633 pacientes submetidos à dieta SFED, foi observada a remissão histológica em 67,9%. Três estudos avaliaram uma dieta de restrição de 4 alimentos – leite de vaca, ovo, soja +/- outros legumes e carne vermelha e, dentre os 426 pacientes incluídos, a taxa de remissão histológoca atingida foi 56,9%. Nessa mesma revisão sistemática, avaliando estudos com a exclusão de apenas um alimento – leite de vaca, ocorreu remissão histológica em 44,1% dos 203 pacientes incluídos.[9] De fato, em um estudo prospectivo de DRE com 4 alimentos (LV, trigo, ovo e soja), Kagalwalla et al. encontraram o LV como o agente etiológico em 85% da casuística de pacientes pediátricos (1-18 anos).[4]

Dieta de Restrição Guiada por Testes (DRT)

Essa abordagem de restrição dietética exclui os alimentos de acordo com a combinação de resultados de testes diagnósticos utilizados para hipersensibilidade imediata (Teste Cutâneo de Leitura Imediata-TCLI e IgE sérica específica-sIgE) e hipersensibilidade tardia (Teste de Contato de Leitura Tardia – TCLT).[13] No entanto, nenhum desses testes é validado para EoE, nem suas combinações padronizadas, o que faz com que DRT seja a dieta menos utilizada atualmente, por possuir menor acurácia.[6]

Quando usada, exclui-se os alimentos positivos nos testes associada à restrição de LV, independentemente de seu resultado, devido ao baixo valor preditivo negativo para esse alimento na EoE.[13]

Ainda assim, a DRT tem resultados animadores em crianças. Adultos raramente são sensibilizados a alimentos e quando o são, isso raramente prediz uma alergia alimentar. Já em crianças, 2/3 tem TCLI para pelo menos 1 alimento embora seu valor preditivo positivo para alimentos relevantes como LV e trigo sejam insuficientes.[6] A performance melhora quando associa-se TCLI com TCLT.[14] A IgE sérica específica parece oferecer maior sensibilidade, mas ainda precisa de avaliações complementares. Spergel et al. obtiveram 77% de remissão histológica em um grupo de 361 crianças associando TCLI, TCLT e LV, e ao expandir para um grupo de 941, 50% de remissão foi encontrada.[2,10] Também 50% dos 830 pacientes de 11 estudos observacionais de pacientes submetidos a DRT falharam em encontrar remissão da eosinofilia esofágica.[9]

Outro ponto importante que necessita informações futuras são as crescentes evidências sobre a sensibilização do indivíduo com EoE por aeroalérgenos, o papel desses como desencadeadores na doença e a concomitância de outras doenças atópicas como asma, rinite alérgica, eczema atópico e alergia alimentar mediada por IgE.[2,6]

A DRT traz a possibilidade de uma dieta menos restrita que as DRE e sobre identificação de alérgenos menos comuns, no entanto a falta de padronização, dificuldade operacional de TCLT e as mais baixas taxas de remissão faz com que ela não seja recomendada nos consensos de EoE.[15]

Escolhendo e Instituindo a Dieta

A EoE é uma doença complexa e ainda com muitas lacunas sobre seu comportamento e evolução. Envolve uma necessidade vital do ser humano que é o ato de comer. Os pacientes no momento do diagnóstico, frequentemente já apresentam déficits nutricionais, bem como comportamentos alimentares compensatórios relativos aos sintomas; por isso, instituir um tratamento baseado em restrições dietéticas exige muito cuidado. Essencialmente, este trabalho deve envolver uma equipe multidisciplinar, incluindo alergista e imunologista, gastroenterologista e nutricionista. A dieta precisará de adequações e substituições para manter número adequado de calorias, vitaminas e micronutrientes, o que pode ser extremamente desafiador quando se exclui 6-8 grupos de alimentos por exemplo. Essa ampla exclusão também exige um conhecimento sobre ingredientes, leitura de rótulos, reatividade cruzada e contaminação no preparo (antígenos ocultos) que não são de fácil e rápida assimilação.[1,5]

Assim, para escolha da melhor dieta deve ser levado em consideração diversos fatores como idade, habilidades alimentares, gravidade da doença, status nutricional, hábitos alimentares, habilidade em cozinhar, nível educacional (paciente/cuidador), situação financeira, necessidade em comer fora de casa (trabalho, escola), confiança em pré-prontos, entre outros. E todos esses fatores precisarão ser reavaliados e revistos o tempo todo.[6]

A partir do conhecimento das dietas disponíveis e suas probabilidades de sucesso e avaliando o caso do paciente, outras duas abordagens podem ser utilizadas: *step-down* (começar por uma dieta mais restritiva e ir liberando os alimentos) e *step-up* (iniciar por exclusão de poucos alimentos e ir ampliando conforme necessário).[12]

Após a introdução de um alérgeno suspeito geralmente leva-se 7-14 dias para surgirem alterações macro e microscópicas no esôfago, enquanto os sintomas e eosinofilia esofágica podem surgir 3 dias após. No entanto, um estudo mostrou que podem ser necessárias mais de 6 semanas para melhor efetividade dos achados. Desse modo, a dieta inicial deve ser observada por 4-8 semanas e então repetida a endoscopia com biopsias.[16]

Quando é atingido o controle de sintomas e remissão histológica, os alimentos podem ser introduzidos um a um, começando dos menos prováveis desde que sIgE negativos. O surgimento de alergia alimentar IgE mediada após período de exclusão de determinado alimento nunca foi descrito em EoE, mas é relatado em pacientes com Dermatite Atópica em situação semelhante e, por isso, existe o risco em potencial.[5,12]

Quando não houve remissão histológica, com a dieta inicial, alguns pontos precisam ser levantados:
- Eliminação parcial ou incompleta dos alérgenos suspeitos.
- Má adesão a dieta proposta.
- Alergia a alérgenos inalatórios concomitante.

Assim os próximos passos são:

- Checar adesão a dieta.
- Realizar TCLI+TCLT, caso não realizados, na tentativa de identificar outros alérgenos.
- Ampliar a restrição dietética, principalmente quando a dieta do paciente apresenta alta carga de proteínas de origem vegetal ou animal.

Os próximos alimentos candidatos a exclusão seriam carne vermelha, frango, carne de porco, legumes, além de batata e arroz.[1,6,17]

Reintroduzindo os Alimentos

Após o paciente ter mantido restrição na dieta por 4-8 semanas, apresentado resolução dos sintomas, e ter alcançado remissão histológica, os alimentos podem começar a ser reintroduzidos. Estes podem ser reintroduzidos individualmente ou por grupo, e a decisão de iniciar pelos de alto risco ou de baixo risco pode ser compartilhada com o paciente ou família.[15]

É recomendado que os alimentos de alto risco (LV, trigo, ovo, soja) sejam reintroduzidos isoladamente e repetida EDA com biopsias após 8-12 semanas. De 1-3 alimentos de médio risco (legumes, carnes, peixe/frutos do mar, amendoim/castanhas e grãos) podem ser reintroduzidos juntos, desde que não sejam relevantes na história clínica do paciente. Os alimentos de baixo risco (frutas e vegetais) podem ser reintroduzidos em grupo.[6]

Após 8-12 semanas da reintrodução do novo alimento, o paciente é reavaliado. Se recrudesceram os sintomas, não há necessidade em realizar EDA, o alimento é removido e aguarda-se 2-4 semanas para resolução dos sintomas para se tentar introduzir outro grupo/alimento diferente.[17]

Se o paciente não apresentou sintomas ou teve sintomas muito leves após ingestão mantida do novo alimento, nova EDA deverá ser realizada. Se mantiver remissão histológica, o alimento é mantido e um novo alimento pode ser introduzido e seguido mesmo processo.

Se o histopatológico mostrar um número superior a 15 eosinófilos por CGA e alterações endoscópicas macroscópicas como estreitamento esofágico, estrias lineares, fibrose e/ou eosinofilia em todo esôfago o alimento deve ser novamente removido da dieta e considerado culpado. Se os achados forem discretos com eosinofilia leve em apenas 1 amostra e aspecto macroscópico normal o alimento pode ser mantido e EDA repetida em alguns meses se o paciente continuar assintomático. Caso tenha sido o primeiro alimento reintroduzido, independentemente da extensão das alterações, o mesmo pode ser reexcluído e nova tentativa de reintrodução ser realizada após outros alimentos. Outra situação é EDA alterada, mas apenas com eosinofilia distal leve. Nesses casos, o alimento pode ser mantido e tentado tratamento com IBP precedido de nova EDA[17] (Figura 7.1).

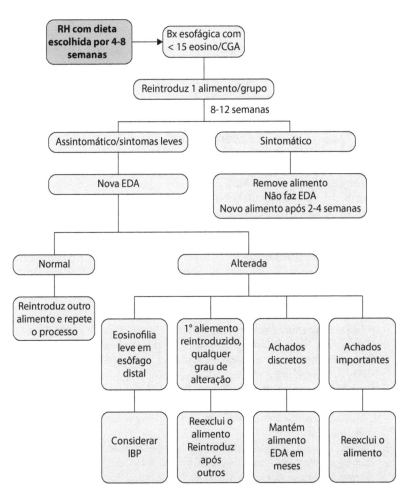

FIGURA 7.1. Esquema sugerido para decisão frente a reintrodução de alimentos baseadas nos resultados de biopsias esofágicas. RH (remissão histológica).

Referências Bibliográficas

1. Groetch M, Venter C, Skypala I, et al. Dietary Therapy and Nutrition Management of Eosinophilic Esophagitis: A Work Group Report of the American Academy of Allergy, Asthma, and Immunology. J Allergy Clin Immunol Pract. 2017; 5:312.
2. Spergel JM, Brown-Whitehorn TF, Cianferoni A, et al. Identification of causative foods in children with eosinophilic esophagitis treated with an elimination diet. J Allergy Clin Immunol. 2012; 130:461.
3. Spergel JM, Aceves SS, Greenhawt M. Challenges with the technical review of eosinophilic esophagitis: discussion points for the practicing allergist. Ann Allergy Asthma Immunol. 2020; 124:411.
4. Kagalwalla AF, Wechsler JB, Amsden K, et al. Efficacy of a 4-Food Elimination Diet for Children With Eosinophilic Esophagitis. Clin Gastroenterol Hepatol. 2017; 15:1698.
5. Liacouras CA, Furuta GT, Hirano I, et al. Eosinophilic esophagitis: updated consensus recommendations for children and adults. J Allergy Clin Immunol. 2011; 128:3.
6. Cianferoni A, Shuker M, Brown-Whitehorn T, et al. Food avoidance strategies in eosinophilic oesophagitis. Clin Exp Allergy. 2019; 49(3):269-84.
7. Peterson KA, Byrne KR, Vinson LA, et al. Elemental diet induces histologic response in adult eosinophilic esophagitis. Am J Gastroenterol. 2013;108:759-66.
8. Warners MJ, Vlieg-Boerstra BJ, Verheij J, et al. Elemental diet decreases inflammation and improves symptoms in adult eosinophilic oesophagitis patients. Aliment Pharmacol Ther. 2017;45:777-87.
9. Rank MA, Sharaf RN, Furuta GT, et al. Technical Review on the Management of Eosinophilic Esophagitis: A Report From the AGA Institute and the Joint Task Force on Allergy-Immunology Practice Parameters. Gastroenterology. 2020; 158:1789.
10. Spergel JM. An allergist's perspective to the evaluation of Eosinophilic Esophagitis. Best Pract Res Clin Gastroenterol. 2015 Oct;29(5):771-81.
11. Kliewer KL, Venter C, Cassin AM, et al. Should wheat, barley, rye, and/or gluten be avoided in a 6-food elimination diet? J Allergy Clin Immunol. 2016; 137:1011-4.
12. Visaggi P, Mariani L, Pardi V, Rosi EM, Pugno C, Bellini M, Zingone F, Ghisa M, Marabotto E, Giannini EG et al. Dietary Management of Eosinophilic Esophagitis: tailoring the approach. Nutrientes. 2021, 13, 1630.
13. Syrigou E, Angelakopoulou A, Zande M, et al. Allergy-test-driven elimination diet is useful in children with eosinophilic esophagitis, regardless of the severity of symptoms. Pediatr Allergy Immunol. 2015; 26:323.

14. Spergel JM, Brown-Whitehorn T, Beausoleil JL, Shuker M, Liacouras CA. Predictive values for skin prick test and atopy patch test for eosinophilic esophagitis. J Allergy Clin Immunol. 2007;119:509-11.
15. Hirano I, Chan ES, Rank MA, et al. AGA Institute and the Joint Task Force on Allergy-Immunology Practice Parameters Clinical Guidelines for the Management of Eosinophilic Esophagitis.Gastroenterology. 2020; 158:1776.
16. Gonsalves N, Yang GY, Doerfler B, et al. Elimination diet effectively treats eosinophilic esophagitis in adults; food reintroduction identifies causative factors. Gastroenterology. 2012; 142:1451.
17. Aceves SS. Dietary management of eosinophilic oesophagitis. Post TW, ed. UpToDate. Waltham, MA: UpToDate. Inc. https://www.uptodate.com (Accessed on June 19, 2021).

7.4 Intervenções Terapêuticas para EoE com Complicações Disfágicas ou de Estreitamento

Bárbara Luiza de Britto

Dilatação Esofágica

A complicação mais séria de EoE, tanto em pediatria como em pacientes adultos, é o desenvolvimento de estreitamento esofágico como consequência do remodelamento e consequente fibrose da mucosa, especialmente na lâmina própria. Esse remodelamento da parede esofágica pode se manifestar com formações de estenoses, anéis ou esôfago de calibre estreito.[1,2]

Os pacientes podem referir sintomas de disfagia e impactação alimentar, consequência desse processo inflamatório local, principalmente quando há demora no diagnóstico da doença.[1,3,4]

O tratamento farmacológico ajuda na redução da eosinofilia esofágica e pode desempenhar um papel secundário na reversão da fibrose, mas não há comprovação de atuação para resolução das estenoses, sendo então a dilatação, a chave para fornecer alívio sintomático a esses pacientes. Nesses casos, a dilatação esofágica é considerada um pilar terapêutico para os pacientes com EoE com características fibroestenóticas, podendo ser associada ou não ao tratamento anti-inflamatório.[1,3,4]

A dilatação é considerada um tratamento altamente eficaz na melhora sintomática da disfagia. Tal procedimento é comumente associado a complicações menores, como dor no peito e sangramento de mucosa.[5] Complicações graves, como perfuração, dor intensa, hemorragia, hospitalização ou morte, são muito raras e ocorrem em menos de 1% dos pacientes submetidos ao procedimento.[1,4,5]

Tourlamain et al., em 2020, descreveram que, para pacientes que apresentam estenose significativa, a dilatação endoscópica é a primeira linha de estratégia de tratamento, tanto na população pediátrica quanto adulta, sendo realizada em torno de 40% desses pacientes. Rossetti e colaboradores, em 2020, referiram que tal intervenção deve ser considerada quando há estenoses muito graves e/ou disfagia significativa e sintomas frequentes, concomitante ao tratamento farmacológico.[2]

Pacientes com esôfago estreito na linha de base podem precisar de dilatações múltiplas para alívio dos sintomas. Pacientes com estreitamentos proximais e que impeçam a passagem do endoscópio são considerados de risco aumentado para complicações graves. Quando necessárias dilatações em série, é importante a seleção cuidadosa do tamanho do dilatador, além de inspeções endoscópicas repetidas para procurar pequenos sangramento.[5]

Corticoterapia Oral

No passado, o tratamento da EoE com corticoide sistêmico era considerado como opção terapêutica de primeira linha, junto com o corticoide tópico, pois era capaz de desencadear melhora clínica e histológica nos pacientes. Porém efeitos adversos sistêmicos foram comumente associados com seu uso.[6]

Mesmo não sendo mais tratamento de primeira escolha, 16,7% dos médicos europeus que atendem crianças com EoE relatam ainda recomendar esteróides sistêmicos quando essas apresentam estenoses significativas, e os que atendem adultos apenas 3,7%.[7]

Ressalta-se que o uso de corticosteroides orais não é considerado opção terapêutica de longo prazo para os pacientes com EoE, devido os efeitos adversos da medicação, e seu uso na prática clínica deve ser restrito para situações excepcionais e por curto período.

Referências Bibliográficas

1. Chen JW. Management of Eosinophilic Esophagitis: Dietary and Nondietary Approaches. Nutr Clin Pract. 2020 Oct;35(5):835-47.
2. Rossetti D, Isoldi S, Oliva S. Eosinophilic Esophagitis: Update on Diagnosis and Treatment in Pediatric Patients. Paediatr Drugs. 2020 Aug;22(4):343-56.
3. Dougherty M, Runge TM, Eluri S, Dellon ES. Esophageal dilation with either bougie or balloon technique as a treatment for eosinophilic esophagitis: a systematic review and meta-analysis. Gastrointest Endosc. 2017 Oct;86(4):581-91.e3.
4. Moawad FJ, Molina-Infante J, Lucendo AJ, Cantrell SE, Tmanova L, Douglas KM. Systematic review with meta-analysis: endoscopic dilation is highly effective and safe in children and adults with eosinophilic oesophagitis. Aliment Pharmacol Ther. 2017 Jul;46(2):96-105.
5. Moole H, Jacob K, Duvvuri A, et al. Role of endoscopic esophageal dilation in managing eosinophilic esophagitis. Medicine 2017;96(14):e5877.
6. Schaefer ET, Fitzgerald JF, Molleston JP, Croffie JM, Pfefferkorn MD, et al. Comparison of oral prednisone and topical fluticasone in the treatment of eosinophilic esophagitis: a randomized trial in children. Clin Gastroenterol Hepatol. 2008 Feb;6(2):165-73.
7. Tourlamain G, Garcia-Puig R, Gutiérrez-Junquera C, Papadopoulou A, Roma E, et al., ESPGHAN EGID Working group. Differences in Management of Eosinophilic Esophagitis in Europe: An Assessment of Current Practice. J Pediatr Gastroenterol Nutr. 2020 Jul;71(1):83-90.

Capítulo 8

Tratamento de Manutenção – Prós e Contras

Valéria Botan Gonçalves

Na esofagite eosinofílica (EoE) a cronicidade, a recidiva da doença após a interrupção do tratamento e a provável progressão para fibrose apoiam o conceito da necessidade de uma terapia de manutenção que permita manter o controle clínico, endoscópico e histológico da doença. Neste capítulo abordaremos as possibilidades destes tratamentos de longo prazo (Figura 8.1), refletindo as vantagens e desvantagens de cada abordagem.

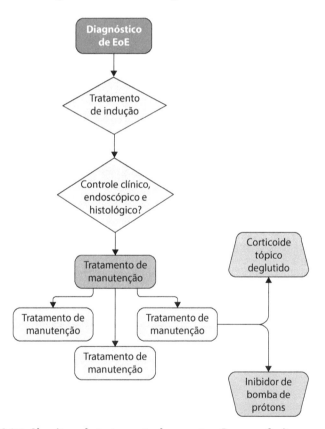

FIGURA 8.1. Algoritmo do tratamento de manutenção na esofagite eosinofílica (EoE).

Dieta de Eliminação

A dieta de eliminação foi um dos primeiros tratamentos descritos para EoE[1-3] e ajudou a apoiar a hipótese da patogênese alérgica da doença. Acredita-se que EoE resulte de uma cascata de respostas celulares e humorais a um ou mais alérgenos alimentares que produzem um estado inflamatório crônico no epitélio esofágico.[1]

Existem três abordagens principais para a eliminação dietética na EoE: fórmula elementar, restrição direcionada por testes alérgicos e restrição empírica.[1,2]

O objetivo das dietas de eliminação não é limitar indefinidamente as dietas dos pacientes a regimes altamente restritos, mas induzir a remissão clínico-patológica. Após, os alimentos podem ser adicionados de volta sequencialmente para identificar os gatilhos alimentares da eosinofilia esofágica e estabelecer uma dieta terapêutica menos restritiva e de longo prazo para uma gestão eficaz e menos restritiva.[1]

Ao longo da última década, até cinco estudos observacionais forneceram evidências sobre a capacidade da dieta na terapia de manutenção de pacientes assintomáticos e sem inflamação ativa em biópsias esofágicas por um período de 1 a 4 anos.[4]

As dietas elementares são as mais eficazes no tratamento da EoE. Desde os estudos iniciais de Kelly e colaboradores,[5] pesquisas adicionais mostraram que dietas baseadas em fórmulas elementares foram altamente eficazes (taxas de resposta de 85% a 95%) para reduzir a inflamação e melhorar os sintomas de EoE em pacientes de todas as idades.[1,3,4] Apesar desta eficácia notável, existem algumas desvantagens para a fórmula elementar, incluindo palatabilidade, a necessidade de administração enteral em alguns pacientes para atender às necessidades nutricionais, custos elevados e o processo extenso e meticuloso de reintrodução alimentar, com necessidade de subsequentes endoscopias digestivas altas. Todas essas desvantagens tornam a dieta elementar de difícil manejo no tratamento de manutenção.[1,2]

Em contraste com a remoção de todos os alérgenos, as dietas de restrição direcionadas usam testes de alergia (teste de puntura, teste de contato atópico e/ou dosagens séricas de IgE específicas) para tentar identificar os alimentos a serem eliminados. Portanto, estas dietas são elaboradas com base nos resultados dos testes alérgicos. Embora essa abordagem faça sentido intuitivamente, tais dietas são apenas modestamente (35-55%) eficazes para a remissão histológica, uma vez que EoE não é um distúrbio baseado em IgE.[1,3]

Diante desse cenário, nos tratamentos dietéticos de manutenção, tem-se optado pela dieta empírica. Nas abordagens desta dieta, grupos alimentares são retirados gradativamente na tentativa de se encontrar o gatilho causador da inflamação esofágica. Nesse processo, temos desde a SFED (*six food elimination diet*) com eficácia de 66 a 78%,[1,3] FFED (*four food elimination diet*) cuja eficácia é de 54-64%[1,3] e a TFED (*two food elimination diet*) com eficácica de 40-44%,[1,3] sendo leite, trigo, ovo, soja, oleaginosas e frutos do mar os alimentos removidos.[1-4]

No geral, SFED é eficaz na manutenção da remissão histológica de EoE, na maioria dos pacientes. Lucendo e colaboradores observaram remissão por até 3 anos com SFED em adultos com EoE.[7]

Protocolos denominados *Step up* (2-4-6) possuem uma adesão melhor nos tratamentos de longo prazo, além de reduzir o número de endoscopias digestivas altas em 20 a 30%.[1]

Também é evidenciado que pacientes que respondem a SFED, mas não ao FFED, possuem mais de dois alimentos que necessitam serem removidos da dieta e são maus candidatos à adesão de manutenção.[9]

Em ensaios de SFED, mais da metade dos casos, o leite de vaca foi o único gatilho implicado na inflamação crônica da EoE, portanto dietas de eliminação exclusivas de leite de vaca podem ser eficazes em até um terço dos pacientes.[1] Nesses casos, preocupação com o perfil antropométrico nas dietas de longo prazo, principalmente em crianças, tem sido relatada. Embora o peso e o índice de massa corporal possam reduzir ligeiramente em crianças depois de iniciar uma dieta de eliminação empírica, eles aumentam da linha de base após completar reintrodução de alimentos.[4]

Apesar das claras contribuições estabelecidas para o tratamento da inflamação da mucosa, uma série de controvérsias existem em relação ao tratamento dietético na EoE. Isso inclui as maneiras de identificar os gatilhos alimentares, questões de contaminação cruzada e "dosagem" de quanto alérgeno alimentar é necessário para desencadear a ativação da doença. Os custos, os prejuízos nutricionais, e o e risco de desenvolver reações imediatas do tipo IgE após a eliminação inicial da dieta são fatores a serem sempre avaliados no tratamento dietético de manutenção.[1,3,4]

Pouco se sabe ainda sobre a eficácia da dieta de eliminação a longo prazo.[1,4] Vários estudos examinaram os resultados de longo prazo das dietas de eliminação, com até seis anos de acompanhamento, descobrindo que a adesão de longo prazo manteve a resposta clínica e histológica, embora o tratamento de manutenção somente é mantido em cerca de metade dos pacientes.[2]

Tratamento Farmacológico

Embora os inibidores de bomba de prótons (IBP) sejam eficazes na indução da remissão em pelo menos um subgrupo de pacientes com EoE, seu papel no algoritmo de tratamento de manutenção permanece obscuro.[10,11] Em termos de exclusões dietéticas, a necessidade de múltiplas avaliações endoscópicas e os desafios em relação à conformidade limita seu uso na prática diária. Portanto, o tratamento de manutenção com corticoide tópico deglutido – fluticasona ou budesonida – é a modalidade mais amplamente aplicadas na EoE.[10,12]

No tratamento de manutenção com corticoide tópico deglutido (CTD) encontram-se estudos sobre avaliação da sua eficácia enquanto em uso, porém poucos analisam seus efeitos na evolução da doença após interrupção bem como a comparação da sua eficácia com tratamentos dietéticos de eliminação ou uso de inibidores de prótons.

Greuter e colaboradores realizaram um estudo de coorte retrospectiva com adultos utilizando CTD (budesonida ou fluticasona 0,25 mg 2 ×/dia) como manutenção, com período médio de acompanhamento de 5 anos. Observaram que o uso de CTD superior a um ano foi associado à remissão completa e ausência de reativação histológica mais longa do que o grupo que utilizou placebo. Também foi observado proporções maiores de pacientes que ainda estavam tomando CTD em remissão clínica (31,0%) em comparação com pacientes que não estavam tomando CTD (4,5%) (P < 0,001), bem como remissão endoscópica (48,8% *versus* 17,8%; P < 0,001), remissão histológica (44,8% *versus* 10,1%; P < 0,001) e remissão completa (16,1% *versus* 1,3%; P < 0,001). Doses cumulativas mais altas de CTDs e durações mais longas de tratamento foram associadas a maiores proporções de remissão clínica e completa. Em uso contínuo da medicação, a proporção de remissão foi de 16,1%, enquanto nas consultas em períodos sem CTD essa proporção foi significativamente menor (1,3%).[12] Esse é um forte argumento de que, após a terapia de indução bem-sucedida, os pacientes com EoE devem ser considerados para tratamento de manutenção e o tratamento indefinido seja recomendado na maioria dos casos, senão em todos os pacientes com EoE.[10-12] Vários estudos também apontam a remissão da doença com uso de CTD aliado à segurança clínica.[10-14]

No entanto, apesar dos dados otimistas, a baixa adesão, os custos da medicação e a preocupação que muitos pacientes possuem quanto à ingestão de corticoides são possíveis barreiras para o tratamento de manutenção com CTD's. Pesquisas apontam que, na manutenção, somente 40% dos pacientes seguem o tratamento corretamente.[12]

A segurança do tratamento do CTD de longo prazo é uma preocupação, pois os dados de curto prazo não podem ser extrapolados de forma conclusiva. Estudos publicados recentemente sugerem que as taxas de candidíase oral são consideravelmente mais baixas nos tratamentos de manutenção (2,7% em comparação com até 22%), pelo menos com um regime de baixa dose.[12]

Até o momento, não há evidências sobre o uso prolongado de CTD e atrofia da mucosa esofágica, o que poderia teoricamente facilitar o aumento da apresentação de antígenos à mucosa do esôfago. Ainda não há estudos robustos disponíveis sobre a osteoporose induzida por CTD, mas os esteroides inalados usados para asma foram associados a um aumento nas fraturas osteoporóticas. No entanto, dados preliminares em pacientes com EoE demonstraram, em pacientes acompanhados por 1 a 3 anos, que nenhum paciente teve uma mudança significativa na densidade óssea com uma dose diária de 1,5 mg de budesonida.[10] Uma metanálise recente mostrou que o CTD estava associado à insuficiência adrenal química, mas não clínica, em apenas uma minoria de pacientes, mas faltam dados de longo prazo para avaliar estas questões de segurança do CTD.[15]

Na infância, as preocupações com uso de CTD na terapia de manutenção são maiores. Estudos demonstraram que o uso de budesonida viscosa oral foi eficaz na manutenção da remissão clínica e histológica da EoE por até 12 semanas após interrupção do tratamento de manutenção em 85% das crianças estudadas e não causou alterações nos níveis do cortisol sérico.[14]

O modo de administração do CTD é uma chave para a eficácia. A administração de budesonida viscosa leva a uma maior quantidade e exposição mais longa à mucosa esofágica do que a budesonida nebulizada,[16] e na oportunidade, a forma deglutida deve ser preferenciada nos tratamentos de manutenção.

Todo paciente com tratamento de manutenção com CTD deve ter um acompanhamento estruturado, mas não existem diretrizes nem consenso de especialistas sobre o intervalo ou tipo de consultas de acompanhamento. Uma abordagem mais segura seria usar a menor dose efetiva para cada paciente, mas essa dose precisaria ser individualizada por meio de uma série de endoscopias de acompanhamento. É provável que os algoritmos de tratamento também mudem à medida que novas terapêuticas específicas para EoE sejam formuladas, com respostas mais elevadas e se tornem clinicamente disponíveis.

O uso de IBP como monoterapia para manutenção da EoE têm dados escassos e controversos. Foi encontrado, na literatura atual, apenas um estudo em crianças que demonstrou remissão clínica em até 70% dos pacientes por um ano com uso de omeprazol como manutenção, com poucos efeitos colaterais e transitórios.[17]

Finalmente, a dilatação esofágica pode ser usada para tratar estenose e aliviar efetivamente a disfagia. Na maioria das vezes, é recomendado para uso em combinação com anti-inflamatório adjuvante

CTD ou terapia dietética, ou quando um ou ambos falharem.[18] As preocupações iniciais com a segurança foram amplamente aliviadas, a dilatação sendo considerada segura e geralmente bem tolerada, o principal efeito colateral sendo peri e pós-procedimento, e a perfuração esofágica sendo muito rara (< 0,4%).[11] A maioria dos pacientes exigirá dilatação repetida (2 ou mais) e, desses pacientes, a maioria terá o procedimento repetido em 12 meses. Se usado como monoterapia, procedimentos repetidos são provavelmente necessários, pois o processo inflamatório subjacente não é tratado.[11,18]

Considerações Finais

Embora estudos tenham mostrado que um tempo prolongado para diagnóstico da EoE está associado a um maior risco de fibrostenose, a variabilidade fenotípica da doença é muito significativa. Diferentes endótipos de EoE foram recentemente descritos e a história natural de cada um ainda precisa ser delineada. No contexto atual, compreende-se que pode haver fenótipos fibrostenóticos para os quais a ausência de atividade histológica será necessária para evitar complicações, enquanto nos fenótipos inflamatórios, a presença de inflamação esofágica residual pode não induzir sintomas nem levar à progressão da doença.[19]

Acredita-se que, se a EoE não for tratada, muitos pacientes sofrerão de doença progressiva com estreitamento luminal, estenose, impactação do bolo alimentar e até mesmo com perfuração esofágica. O ponto final do tratamento de manutenção é, portanto, atualmente clínico (prevenir os sintomas de disfagia, evitar impactação do bolo alimentar e permitir a ingestão nutricional adequada) e talvez endoscópico (prevenir a formação de estenose).

Nesse contexto, os pacientes que apresentam fibrostenose tiveram necessidade prévia de dilatação esofágica, sofreram impactação do bolo alimentar, desnutrição ou sintomas recorrentes rapidamente após a interrupção do tratamento devem ser mais fortemente encorajados a manter o tratamento de longo prazo.[11] No entanto, é importante reconhecer que os sintomas na EoE são um guia impreciso para a atividade da doença. Portanto, a maioria dos especialistas acredita que o objetivo da terapia de manutenção também deve ser melhorar ou normalizar a histologia, em especial a atividade subepitelial do esôfago,[20] o que requer endoscopia de vigilância devido à falta de medidas não invasivas da atividade da doença.

A atual falta de dados relacionados à eficácia de manutenção em longo prazo, a capacidade das farmacoterapias de causar efeitos colaterais e a possibilidade de baixa adesão ou desnutrição à terapia dietética, tudo indica sensatamente a necessidade de um programa de vigilância estruturado. Uso da menor dose eficaz de medicamento anti-inflamatório e revisão clínica de rotina, possivelmente com o uso de um escore de sintomas em intervalos predefinidos e consideração de endoscopias com intervalo para determinar a remissão histológica em pacientes com uma história de alto risco podem ser benéficos, embora não tenham sido testados. As diretrizes clínicas, portanto, não são prescritivas em termos do acompanhamento ideal para pacientes com EoE, em tratamento de manutenção. Em pacientes que decidem interromper o tratamento, uma vigilância ainda maior para detectar recorrência sintomática ou histológica parece prudente.

Compreender verdadeiramente a adesão do paciente a um tratamento prescrito, seja medicamento ou dieta de eliminação, é multifatorial e complexo. Assim, não existe nenhum tratamento de manutenção ideal, cada paciente necessita ser avaliado individualmente conforme sua gravidade, estilo de vida e anseios e médico/paciente devem juntos avaliar prós e contras e estabelecer a melhor opção de tratamento de longo prazo.

Referências Bibliográficas

1. Cotton CC, Durban R, Dellon ES. Illuminating Elimination Diets: Controversies Regarding Dietary Treatment of Eosinophilic Esophagitis. Dig Dis Sci. 2019; 64(6):1401-8.
2. Wang R, Hirano I, Doerfler B, Zalewski A, Gonsalves N, Taft T. Assessing Adherence and Barriers to Long-Term Elimination Diet Therapy in Adults with Eosinophilic Esophagitis. Dig Dis Sci. 2018; 63(7):1756-62.
3. Kliewer KL, Cassin AM, Venter C. Dietary Therapy for Eosinophilic Esophagitis: Elimination and Reintroduction. Clin Rev Allergy Immunol. 2018; 55(1):70-87.
4. Lucendo AJ, Molina-Infante J. Dietary therapy for eosinophilic esophagitis: chances and limitations in the clinical practice. Expert Rev Gastroenterol Hepatol. 2020; 14(10):941-52.
5. Kelly KJ, Lazenby AJ, Rowe PC, Yardley JH, Perman JA, Sampson HA. Eosinophilic esophagitis attributed to gastroesophageal reflux: improvement with an amino acid-based formula. Gastroenterology. 1995; 109(5):1503-12.
6. Spergel JM, Brown-Whitehorn T, Beausoleil JL, Shuker M, Liacouras CA. Predictive values for skin prick test and atopy patch test for eosinophilic esophagitis. J Allergy Clin Immunol. 2007; 119(2):509-11.
7. Lucendo AJ, Arias Á, González-Cervera J, Yagüe-Compadre JL, Guagnozzi D, et al. Empiric 6-food elimination diet induced and maintained prolonged remission in patients with adult eosinophilic esophagitis: a prospective study on the food cause of the disease. J Allergy Clin Immunol. 2013; 131(3):797-804.
8. Yousefi A, Nasehi S, Arshi S, Nabavi M, Bemanian MH, et al. Assessment of IgE- and cell-mediated immunity in pediatric patients with eosinophilic esophagitis. Eur Ann Allergy Clin Immunol. 2021; 53(2):86-90.
9. Molina-Infante J, Arias Á, Alcedo J, Garcia-Romero R, Casabona-Frances S, et al. Step-up empiric elimination diet for pediatric and adult eosinophilic esophagitis: The 2-4-6 study. J Allergy Clin Immunol. 2018; 141(4):1365-72.
10. Greuter T, Alexander JA, Straumann A, Katzka DA. Diagnostic and Therapeutic Long-term Management of Eosinophilic Esophagitis - Current Concepts and Perspectives for Steroid Use. Clin Transl Gastroenterol. 2018; 9(12):e212.

11. Philpott H, Dellon ES. The role of maintenance therapy in eosinophilic esophagitis: who, why, and how? J Gastroenterol. 2018; 53(2):165-71.
12. Greuter T, Safroneeva E, Bussmann C, Biedermann L, Vavricka SR, et al. Maintenance Treatment Of Eosinophilic Esophagitis With Swallowed Topical Steroids Alters Disease Course Over A 5-Year Follow-up Period In Adult Patients. Clin Gastroenterol Hepatol. 2019; 17(3):419-28.e6.
13. Greuter T, Godat A, Ringel A, Almonte HS, Schupack D, et al. Effectiveness and Safety of High - vs Low-Dose Swallowed Topical Steroids for Maintenance Treatment of Eosinophilic Esophagitis: A Multicenter Observational Study. Clin Gastroenterol Hepatol. 2020; 13:S1542-3565(20)31136-8.
14. Oliva S, Rossetti D, Papoff P, Tiberti A, Mallardo S, et al. A 12-Week Maintenance Therapy with a New Prepared Viscous Budesonide in Pediatric Eosinophilic Esophagitis. Dig Dis Sci. 2019; 64(6):1571-8.
15. Philpott H, Dougherty MK, Reed CC. Systematic review: adrenal insufficiency secondary to swallowed topical corticosteroids in eosinophilic oesophagitis. Aliment Pharmacol Ther. 2018; 47(8):1071-8.
16. Dellon ES, Sheikh A, Speck O, Woodward K, Whitlow AB, et al. Viscous topical is more effective than nebulized steroid therapy for patients with eosinophilic esophagitis. Gastroenterology. 2012; 143(2):321-4.e1.
17. Gutiérrez-Junquera C, Fernández-Fernández S, Cilleruelo ML, Rayo A, Echeverría L, et al. Long-term Treatment With Proton Pump Inhibitors Is Effective in Children With Eosinophilic Esophagitis. J Pediatr Gastroenterol Nutr. 2018; 67(2):210-6.
18. Dellon ES. No Maintenance, No Gain in Long-term Treatment of Eosinophilic Esophagitis. Clin Gastroenterol Hepatol. 2019; 17(3):397-9.
19. Zevit N. Maintenance Treatment of Eosinophilic Esophagitis with Swallowed Topical Steroids Alters Disease Course - Defining Treatment Goals. Clin Gastroenterol Hepatol. 2019; 17(11):2384-5.
20. Hirano I. Clinical relevance of esophageal subepithelial activity in eosinophilic esophagitis. J Gastroenterol. 2020; 55(3):249-60.

Capítulo 9

Prognóstico

José Luiz de Magalhães Rios

A esofagite eosinofílica (EoE) tornou-se a principal causa de disfagia nas últimas duas décadas. Porém, o conhecimento acerca dessa enfermidade ainda está em franca evolução, com diversas áreas de incerteza e controvérsia, inclusive em relação à sua evolução e prognóstico.

As causas do contínuo aumento de casos de EoE ao longo desses últimos 20-30 anos ainda é francamente desconhecida: ainda precisa ser elucidado que fatores propiciam o surgimento da doença e que condições estão associadas à sua evolução mais ou menos favorável. É provável que fatores genéticos e comportamentais contribuam para o grau de gravidade da progressão da doença.

A ausência de estudos prospectivos de longo prazo, de biomarcadores que possibilitem adequada avaliação do status clínico e histopatológico e a consequente necessidade de procedimentos invasivos (endoscopia), dificultam a obtenção de informações adequadas quanto ao prognóstico da enfermidade. Os estudos disponíveis são muito heterogêneos, quanto às características da amostra e os fatores avaliados, e revelam resultados conflitantes.

Um estudo envolvendo 58 adultos jovens, com idade média 21 anos, que tiveram EoE diagnosticada na infância e foram avaliados por questionário estratificado após 8 anos em média, mostrou uma evolução francamente favorável da doença: 81% relatou grande redução dos sintomas, embora 2/3 da amostra já não usasse qualquer terapia. Disfagia foi o sintoma mais persistente, entre os que não relataram melhora.[1] Outros estudos baseados apenas na evolução dos sintomas, com ou sem uso de medicação ou medidas dietéticas, também indicam um curso relativamente benigno da doença, com resolução ou persistência de apenas algum grau de disfagia, na maioria dos pacientes, vários anos após o diagnóstico.[2]

No entanto, estudos baseados na avaliação endoscópica dos pacientes revelaram uma progressão mais pessimista da doença. Um estudo envolvendo 379 pacientes com EoE, com idade média de 25 anos, acompanhados num hospital terciário por mais de um ano, avaliou a endoscopia digestiva e biópsias de esôfago dessa amostra. De acordo com o tipo de alteração encontrada, os pacientes foram classificados, em três fenótipos evolutivos: inflamatório, misto ou fibroestenótico. Foi observado que os indivíduos com fenótipo inflamatório eram significativamente mais jovens que os demais, e que a evolução desse estágio para o fibroestenótico estava relacionada com o maior tempo de evolução da doença, com a demora para o diagnóstico e início do tratamento. O risco de desenvolver estenose aumentava 5% para cada ano de sintomas anterior ao diagnóstico.[3]

Apesar de limitados, outros estudos em adultos, acessando a evolução histológica da EoE, têm demonstrado a potencial evolução da inflamação a longo prazo. É possível que a longa persistência da EoE sem tratamento resulte no remodelamento esofageano e possa evoluir até estenose do órgão. Apesar do curso lento e gradual, seria esperado que o remodelamento esofageano progredisse para estenose em menos de 50% dos indivíduos não tratados. Esses pacientes poderiam desenvolver um leve grau de estreitamento em menos de 10 anos.[2]

No entanto, como os estudos ainda são escassos e heterogêneos essas afirmações têm um caráter relativo e divergem entre os diversos pesquisadores. A progressão para o remodelamento parece ser gradual, mas não é universal: nem todos evoluirão dessa forma. Porém o tempo de evolução da enfermidade, sem tratamento, parece ser o melhor preditor para o risco de estenose do esôfago.[2]

À luz dos conhecimentos atuais, o prognóstico de longo prazo para pacientes com Esofagite Eosinofílica ainda é desconhecido. Alguns podem evoluir alternando períodos de menor ou maior atividade, traduzidos por relativa remissão e recidiva dos sintomas, ao longo dos anos.[4] A completa remissão espontânea, porém, parece ser incomum, tanto em crianças quanto em adultos.

Por se tratar de uma doença crônica, com a possibilidade de evolução desfavorável, é recomendável o acompanhamento a longo prazo dos pacientes, inclusive com endoscopias digestivas e biópsias periódicas.[5] No entanto, a recomendação para manter o tratamento ou medidas dietéticas por prazo indeterminado, ainda é uma questão controversa, sobretudo em relação a indivíduos que apresentam formas leves da doença, ou estão assintomáticos há muito tempo. (ver capítulo anterior).

Até o presente, nem as medidas terapêuticas e nem as dietas de eliminação parecem modificar a história natural da doença. Apesar de crônica e recorrente a EoE tem se mostrado uma doença benigna e não está associada ao risco de malignidades.[6] É possível que o surgimento de novas abordagens terapêuticas, dentre elas, o uso dos imunobiológicos, possa modificar o curso natural da EoE, porém os estudos estão ainda no início.

A evolução do conhecimento no campo da genética também poderá contribuir para melhorar o entendimento dessa enfermidade. Como visto no capítulo específico do tema, alguns estudos sugerem a possibilidade de estratificar pacientes em diferentes endótipos de EoE. Isso possibilitaria definir as melhores opções terapêuticas, alvo-direcionadas, para cada subtipo de paciente e estabelecer prognósticos de longo prazo mais precisos, de acordo com o respectivo endótipo.[7]

Como foi dito, o conhecimento acerca dessa enfermidade ainda está em franca evolução. É necessário um entendimento mais profundo da história natural da EoE, tanto em crianças quanto em adultos, para otimizar as decisões clínicas acerca do monitoramento e tratamento de longo prazo, e possibilitar prognósticos mais fidedignos.[8]

Referências Bibliográficas

1. Bohm M, Jacobs JW Jr, Gupta A, Gupta S, Wo JM. Most children with eosinophilic esophagitis have a favorable outcome as young adults. Dis Esophagus. 2017; 30:1-6.
2. Dellon ES, Hirano I. Epidemiology and natural history of eosinophilic esophagitis. Gastroenterology. 2018 ;154 :319-32.
3. Dellon ES, Kim HP, Sperry SL, Rybnicek DA, Woosley JT, Shaheen NJ. A phenotypic analysis shows that eosinophilic esophagitis is a progressive fibrostenotic disease. Gastrointest Endosc. 2014; 79:577-85.
4. Carr S, Chan E, Watson W. Eosinophilic esophagitis. Allergy Asthma Clin Immunol. 2018; 14: 58.
5. Greuter, et al. Diagnostic and Therapeutic Long-term Management of Eosinophilic Esophagitis – Current Concepts and Perspectives for Steroid Use. Clin and Transl Gastroenterology (2018) 9:212). (AGA institute and the joint task force on allergy-immunology practice parameters clinical guidelines for the management of eosinophilic esophagitis. Ann Allergy Asthma Immunol 124 (2020) 416e423).
6. Sodikoff J, Hirano I. Therapeutic strategies in eosinophilic esophagitis: induction, maintenance and refractory disease. Best Pract Res Clin Gastroenterol. 2015;29(5):829-39.
7. Ferguson AE, Fulkerson PC. Eosinophilic esophagitis: Time to classify into endotypes? J Allergy Clin Immunol 2018;142:71-2.
8. AGA institute and the joint task force on allergy-immunology practice parameters clinical guidelines for the management of eosinophilic esophagitis. Ann Allergy Asthma Immunol 124 (2020) 416e423).

Capítulo
10

Imunoterapia Oral e Risco de Esofagite Eosinofílica

Claudia Leiko Yonekura Anagusko

Introdução

A imunoterapia oral (ITO) para alergia alimentar tem como objetivo modular o sistema imune para aumentar o limiar de reação, reduzir risco de reação grave e melhorar qualidade de vida. Essa modalidade de tratamento pode ser considerada em pacientes com alergia alimentar persistente, em que o tratamento de exclusão alimentar tem sido ineficaz, com recorrência frequente de reações durante exposição acidental e/ou tem trazido grave prejuízo na qualidade de vida.[1]

Estudos ao longo das últimas décadas tem demonstrado a segurança da ITO, quando realizada por profissionais experientes em ambientes com infraestrutura para tratamento de eventuais reações adversas graves.[1] Os principais efeitos adversos são reações IgE mediada, o que inclui anafilaxia. Além disso, o paciente pode ter sintomas gastrointestinais, com náuseas, vômitos, dor abdominal e prurido orofaríngeo. Esses sintomas gastrointestinais podem estar relacionados à reação IgE mediada quando aparecem logo após a dose do alérgeno. Porém, alguns pacientes podem apresentar sintomas não relacionados com o momento da administração da dose e, muitas vezes, associado à eosinofilia periférica. Esse quadro sindrômico tem sido chamado de ELORS (*eosinophilic esophagitis like oral immunotherapy related syndrome*). Os sintomas da ELORS podem ser vômitos e/ou dor abdominal que ocorrem 2 horas após a dose e, geralmente, o paciente não apresenta impactação alimentar ou disfagia. Os sintomas da ELORS acontecem precocemente no curso da imunoterapia oral e apresentam resolução dos sintomas e redução da eosinofilia com redução de dose e curso curto (1 a 4 semanas de inibidor de bomba de próton), o que permite a muitos pacientes atingir a dose de manutenção.[3] Na literatura, uma parcela desses pacientes que apresentavam quadro de ELORS foram submetidos a endoscopia digestiva alta e foi confirmado o diagnóstico de esofagite eosinofílica (EoE).

A esofagite eosinofílica é uma possível complicação da imunoterapia oral, entretanto ainda não foi esclarecido os mecanismos do desenvolvimento de EoE durante a imunoterapia.

Epidemiologia

Desde 2009, tem sido relatado os primeiros casos de EoE durante a imunoterapia.[4] Em 2014, uma metanálise estimou a prevalência de 2,7% de esofagite eosinofílica após imunoterapia oral com leite, ovo e amendoim.[5]

Em 2017, Petronil et al.[6] avaliaram a frequência de sintomas gastrointestinais e EoE confirmada por biópsia durante a imunoterapia oral para alergia alimentar. Nessa metanálise, 34% tiveram sintomas gastrointestinais e 5,3% foram diagnosticados com EoE (na ITO para leite, a frequência de EoE foi de 5,4%; para ovo foi de 4,2% e para amendoim foi de 5,2%).

Além da imunoterapia oral para alimentos, foi observado EoE durante imunoterapia sublingual para aeroalérgenos. Foram descritos 6 casos, sendo que 2 casos ocorreram na fase de manutenção. Desses casos, todos suspenderam a imunoterapia e metade foi tratada com inibidor de bomba de próton. Todos os casos apresentaram melhora clínica e histológica, o que sugere que a EoE induzida por imunoterapia seja reversível.[7]

Até o momento, não foram descritos casos de EoE com imunoterapia epicutânea e sublingual para alergia alimentar.[2]

Mecanismos Imunológicos

Atualmente, não se conhece o exato mecanismo do desenvolvimento da EoE durante a imunoterapia.

■ Hipóteses para o Desenvolvimento de EoE durante a Imunoterapia

1. Os mecanismos imunológicos da imunoterapia possivelmente causam a EoE.

Estudos recentes evidenciaram a presença de IgG4 total e IgG4 específica para alimentos em tecido ativo de EoE. Os casos de EoE que respondem ao tratamento tem altas taxas de IgG4 específica plasmática e esofágica e esses marcadores reduzem durante a remissão da doença. Há evidencias que sugerem que IgG4 pode ter um papel na inflamação crônica da EoE através da geração de complexos imunes e que a EoE possa ser parte do espectro das doenças relacionadas a IgG4 em que envolve remodelamento tecidual associado a eosinófilos.[2]

Nessa hipótese, a imunoterapia teria papel estimulando a produção da IgG4 que poderia contribuir para a inflamação e desenvolvimento da EoE.

2. Os pacientes já teriam predisposição ao desenvolvimento de EoE para um determinado alimento, porém estavam em exclusão alimentar pela alergia IgE mediada. Quando o alimento é introduzido pela imunoterapia oral, o paciente desenvolve EoE, o que já teria ocorrido se não tivesse a alergia IgE mediada.

A prevalência de esofagite eosinofílica em pacientes com alergia alimentar IgE mediada é 100 vezes maior do que na população geral

(4,7% × 0,04%).[8] Barbosa et al. investigaram pacientes anafiláticos ao leite, com endoscopia digestiva alta e observou que 38% apresentavam eosinofilia esofágica.[9] Além da prevalência maior de EoE nesse perfil de pacientes, Maggadottir et al. relataram 17 pacientes que após a resolução da alergia alimentar IgE mediada desenvolveram EoE desencadeado pelo mesmo alimento. Esse estudo mostra que a patogênese da EoE e da alergia alimentar IgE mediada são distintas, mas podem ocorrer no mesmo indivíduo para o mesmo alimento.[10]

Considerações Finais

A esofagite eosinofílica pode ser uma complicação da imunoterapia oral para alergia alimentar. Assim sendo, deve-se considerar a realização de endoscopia digestiva alta antes da imunoterapia para alergia alimentar, já que há uma prevalência maior de EoE em pacientes com alergia alimentar, especialmente, os pacientes mais graves. Além disso, a endoscopia pré imunoterapia pode diferenciar os pacientes que desenvolveram a EoE antes da ITO dos pacientes que desenvolveram após. Durante a imunoterapia, é importante a investigação de EoE em pacientes que evoluem com sintomas gastrointestinais, como dor abdominal, vômitos, disfagia, especialmente se o quadro ocorre independente das doses do alérgeno.

Atualmente, não há uma diretriz que oriente a conduta para pacientes que desenvolvem EoE durante imunoterapia. Porém, há uma alta chance de remissão da EoE com a suspensão da imunoterapia, principalmente se houver documentação de que o paciente não tinha EoE antes da imunoterapia. Uma outra alternativa seria realização de tratamento medicamentoso para EoE e manutenção da imunoterapia, porém, ainda são necessários estudos para avaliar segurança dessa opção terapêutica.

Referências Bibliográficas

1. Pajno GB, Fernandez-Rivas M, Arasi S, Roberts G, Akdis CA, et al., EAACI Allergen Immunotherapy Guidelines Group. EAACI Guidelines on allergen immunotherapy: IgE-mediated food allergy. Allergy. 2018 Apr;73(4):799-815. doi: 10.1111/all.13319. Epub 2017 Dec 5. PMID: 29205393.
2. Jin H, Trogen B, Nowak-Wegrzyn A. Eosinophilic esophagitis as a complication of food oral immunotherapy. Curr Opin Allergy Clin Immunol. 2020 Dec;20(6):616-623. doi: 10.1097/ACI.0000000000000688. PMID: 32889961.
3. Vázquez-Cortés S, Jaqueti P, Arasi S, Machinena A, Alvaro-Lozano M, Fernández-Rivas M. Safety of Food Oral Immunotherapy: What We Know, and What We Need to Learn. Immunol Allergy Clin North Am. 2020 Feb;40(1):111-33. doi: 10.1016/j.iac.2019.09.013. Epub 2019 Nov 6. PMID: 31761113.
4. Hofmann AM, Scurlock AM, Jones SM, et al. Safety of a peanut oral immunotherapy protocol in children with peanut allergy. J Allergy Clin Immunol. 2009;124:286e291.
5. Lucendo AJ, Arias A, Tenias JM. Relation between eosinophilic esophagitis and oral immunotherapy for food allergy: a systematic review with meta-analysis. Ann Allergy Asthma Immunol. 2014 Dec;113(6):624-9. doi: 10.1016/j.anai.2014.08.004. Epub 2014 Sep 10. PMID: 25216976.
6. Petroni D, Spergel JM. Eosinophilic esophagitis and symptoms possibly related to eosinophilic esophagitis in oral immunotherapy. Ann Allergy Asthma Immunol. 2018 Mar;120(3):237-240.e4. doi: 10.1016/j.anai.2017.11.016. Epub 2018 Feb 1. PMID: 29397272.
7. Cafone J, Capucilli P, Hill DA, Spergel JM. Eosinophilic esophagitis during sublingual and oral allergen immunotherapy. Curr Opin Allergy Clin Immunol. 2019 Aug;19(4):350-57. doi: 10.1097/ACI.0000000000000537. PMID: 31058677; PMCID: PMC6639051.
8. Hill DA, Dudley JW, Spergel JM. The Prevalence of Eosinophilic Esophagitis in Pediatric Patients with IgE-Mediated Food Allergy. J Allergy Clin Immunol Pract. 2017 Mar-Apr;5(2):369-375. doi: 10.1016/j.jaip.2016.11.020. Epub 2016 Dec 30. PMID: 28042003; PMCID: PMC5346349.
9. Barbosa AC, Castro FM, Meireles PR, et al. Eosinophilic esophagitis: latent disease in patients with anaphylactic reaction to cow's milk. J Allergy Clin Immunol Pract. 2017.
10. Maggadottir SM, Hill DA, Ruymann K, Brown-Whitehorn TF, Cianferoni A, et al. Resolution of acute IgE-mediated allergy with development of eosinophilic esophagitis triggered by the same food. J Allergy Clin Immunol. 2014 May;133(5):1487-9, 1489.e1. doi: 10.1016/j.jaci.2014.02.004. Epub 2014 Mar 15. PMID: 24636092.

Capítulo 11

Perspectivas no Diagnóstico e Tratamento da Esofagite Eosinofílica

Catherine Sonaly Ferreira Martins

Introdução

O rápido aumento da incidência de esofagite eosinofílica (EoE) somado aos grandes desafios relacionados ao manejo clínico desta doença, enfatizam a urgente necessidade de melhorar as estratégias diagnósticas e terapêuticas atuais para a doença. Atualmente, a única forma de realizar-se o diagnóstico e monitoramento da atividade da EoE é baseado na clínica e na quantificação de eosinófilos intraepiteliais em biópsia de tecido esofágico através de endoscopia digestiva alta (EDA). Esse é um procedimento invasivo, não isento de riscos e que envolve sedação. Vale salientar que muitos pacientes com EoE são pediátricos e que, geralmente, sucessivas endoscopias, em curto período de tempo, são necessárias. Uma outra dificuldade relacionada a este método diagnóstico, é que ele não leva em consideração os diferentes fenótipos da doença.[1-4]

Apesar de eficazes, as estratégias clássicas de tratamento para EoE impactam na qualidade de vida do paciente, possuem efeitos colaterais a longo prazo. Adicionalmente, em virtude da diversidade fenotípica da doença, há grande variabilidade na resposta clínica aos tratamentos medicamentosos convencionais sugeridos pelos *guidelines* atuais.[5] Portanto, são desejáveis novas estratégias diagnósticas, menos invasivas para permitir uma compreensão mais detalhada da EoE em cada paciente, reconhecendo e categorizando diferentes fenótipos com o objetivo de promover tratamentos mais precisos e eficazes. Este capítulo que como objetivo apresentar novas abordagens diagnósticas e terapêuticas em desenvolvimento no campo da pesquisa visando solucionar as limitações atuais no manejo da EoE.

Diagnóstico
▪ Esofagoscopia Transnasal

A endoscopia transnasal (ETN) é um procedimento ambulatorial minimamente invasivo realizado sem necessidade de sedação.[6] A ETN consiste na introdução transnasal de um endoscópio de pequeno calibre até o esôfago sem utilização de sedação.[7] Há estudos demonstrando que a qualidade da biópsia através da ETN é semelhante à da EDA tradicional, tanto em adultos quanto em crianças.[6,8,9]

▪ Citoesponja

A citoesponja consiste em uma esponja esférica inserida em uma cápsula solúvel, que é presa a um fio. Quando a cápsula é engolida, ela se dissolve em aproximadamente 5 minutos, e uma pequena esponja esférica de textura áspera se expande no interior do esôfago. Após cerca de 5 a 7 minutos, a citoesponja é puxada de volta e, ao longo do seu trajeto, ela coleta amostras superficiais da mucosa esofágica, que é então enviada para análise histopatológica.[10]

Estudos mostram que o dispositivo alcançou uma sensibilidade de 75% e especificidade de 86% para o diagnóstico histológico de atividade da EoE, usando a definição patológica padrão.[11,12]

A perspectiva é de que tanto a citoesponja quanto a ETN sejam realizadas em ambiente ambulatorial, oferecendo redução de custos, um diagnóstico mais rápido, maior rapidez na para avaliação de intervenções terapêuticas e na monitorização da atividade da EoE. No entanto, ambas as técnicas também apresentam limitações quando comparadas com endoscopia tradicional, como a incapacidade de realizar dilatações esofágicas para estenose e a dificuldade de realização em pacientes pediátricos.

Biomarcadores

A comunidade científica tem mobilizado grandes esforços para investigar potenciais recursos capazes de monitorar a atividade da EoE através de marcadores séricos. Entre as abordagens para avaliar a atividade da doença estão mensuração de níveis de citocinas, avaliação da imunidade humoral, marcadores de superfície celular do eosinófilo, de proteínas de grânulos, marcadores de injúria tecidual, e a contagem absoluta de eosinófilos (CAE).[13,14] Essa última foi avaliada em 16 estudos diferentes e, infelizmente, apresentou sucesso variável e limitado. Dois promissores biomarcadores merecem destaque: a dosagem do progenitor de eosinófilos no sangue circulante (EoP) e a coleta de proteínas associadas a eosinófilos por meio do *string test* esofágico.

Progenitor de Eosinófilos no Sangue (EoP)

Os eosinófilos são produzidos a partir de um Eosinófilo Progenitor (EoP), que logo após sua formação na medula óssea passam a expressar o antígeno CD34+ e caem na corrente sanguínea.[15] Recentemente, foi relatado que os níveis de EoPs estão significantemente elevados no sangue periférico de pacientes com EoE em atividade.[16,17] Além disso, os níveis de EoPs correlacionavam-se também com as alterações histológicas associadas a atividade da EoE.[17] No entanto, apesar da mensuração sérica de EoPs como um biomarcador não invasivo ser promissora, alguns obstáculos precisam ser vencidos até a validação desta abordagem na prática clínica. Primeiramente, o ensaio é tecnicamente desafiador, devido à raridade dessa população no sangue. Além disso, a dosagem dos níveis de EoP não foi estudada ainda em pacientes com EoE que estão em tratamento de manutenção da EoE com corticoide inalatório deglutido. Pesquisas estão em andamento para melhorar a acessibilidade de teste e aplicação em populações amplas de EoE.

String Test

O *string test* (ST) consiste em um dispositivo que anexa uma cápsula de gelatina a uma corda de náilon. A cápsula é engolida, e o filamento permanece no esôfago por um período de 1h, onde coleta proteínas associadas a eosinófilos (EAP). Essas EAPs são, então, quantificadas e correlacionadas à inflamação eosinofílica.[18,19] Atualmente, o método tem sensibilidades e especificidades mais baixas do a biópsia por EDA. Além disso, estudo recente mostrou que apenas 14% dos pacientes foi capaz de tolerar o dispositivo do ST devido a engasgo. No entanto, o ST oferece um veículo atraente para estudo de novos biomarcadores de EoE.

Uso de Inteligência Artificial no Diagnóstico de EoE

Técnicas de aprendizado de máquina (*Machine Learning*), um ramo da Inteligência Artificial, são métodos computacionais de última geração que podem ser utilizados para analisar conjuntos robustos de dados de pacientes e gerar predições diagnósticas a partir deles.[20,21] Em um artigo publicado recentemente no *Journal of Allergy & Clinical Immunology*, Sallis et al. descreveram a utilização de *Randon Forest Trees*, um algoritmo de *Machine Learning*, para o diagnóstico primário de EoE com base na análise de perfis de transcrição de microRNA em biópsias esofágicas de pacientes com EoE, com uma sensibilidade de 91% e uma especificidade de 93%. Além disso, a inteligência artificial utilizada nesse estudo foi capaz de identificar o fenótipo alérgico de EoE.[22] O uso de inteligência artificial é uma poderosa ferramenta com potencial de auxiliar na descoberta de marcadores preditivos de resposta a diferentes tratamentos, o que poderá ajudar o Alergista a fazer um diagnóstico individualizado da EoE, considerando fenótipos da doença e permitindo o uso de tratamentos mais assertivos e personalizados.

Novas Perspectivas no Tratamento da EoE

Embora a terapia dietética, medicamentos e dilatação esofágica sejam terapias eficazes para a maioria dos pacientes com EoE, outras perspectivas terapêuticas estão em curso visando maior eficácia e segurança, bem como atender às necessidades de pacientes que não respondem ao tratamento disponível, com destaque para as formulações de esteroides tópicos otimizadas para a mucosa esofáfica e as terapias biológicas visando vias patogênicas da resposta Th2 na EoE.

Novas Formulações de Corticoides

Atualmente, não há nenhum medicamento aprovado por autoridades regulatórias nacionais para tratamento da EoE. Assim sendo, todos os corticoides inalados licenciados para uso na asma que são utilizados por via oral, deglutidos, são empregados como terapia *off-label*, geralmente diluídos em veículos para promover uma exposição maior e mais longa à mucosa esofágica. Recentemente, foi licenciado pela Agência Regulatória Europeia e está disponível comercialmente na Europa o primeiro corticosteroide desenvolvido para EoE – budesonida em comprimidos orodispersíveis, com indicação somente para pacientes adultos.[23,24]

Biológicos

Os tratamentos convencionais propostos pelos *guidelines* para o tratamento de EoE, incluindo corticoides tópicos e dietas de restrição podem ter efeitos colaterais e afetam a qualidade de vida. Adicionalmente, estudos recentes apontam para preocupações sobre diminuição da eficácia a longo prazo de corticoides tópicos em pacientes com EoE.[25,26] Assim como outros distúrbios atópicos, EoE é uma doença complexa onde diferentes mecanismos patogênicos (endótipos) podem conduzir a múltiplos fenótipos, o que se traduz em uma grande heterogeneidade de manifestações clínicas.[2]

▪ Anti-interleucina 13 (IL-13)

A IL-13 é uma citocina chave na patogênese da EoE. Desempenha o papel de ativar e promover a quimiotaxia de eosinófilos através do aumento dos níveis de eotaxina-3 e periostina, e é expressa de maneira significativamente maior em biópsias esofágicas de pacientes com EoE do que em grupos controles saudáveis.[28,29] Dois anticorpos monoclonais que se ligam diretamente à IL-13 estão sendo estudados em EoE: QAX576 e RPC4046. As duas medicações foram capazes de reduzir significativamente o pico de eosinófilos e a RPC4046 ocasionou também melhora endoscópica.[30,31]

▪ Dupilumabe

Assim como a IL-13, a IL-4 também tem um fator central nas doenças com perfil Th2. A IL-4 leva a diferenciação de linfócitos Th2 e potencializa o *switch* de IgE nos linfócitos B.[32] A IL-4 está significativamente aumentada na mucosa esofágica e também em amostras séricas de pacientes com EoE. O dupilumabe é um anticorpo monoclonal IgG4 recombinante humano que inibe a sinalização da interleucina-4 e interleucina-13 ligando-se especificamente à subunidade IL-4Rα compartilhada pelos complexos de receptores IL-4 e IL13. Recentemente, um ensaio de fase II envolvendo 47 participantes mostrou que o dupilumabe pode tratar eficazmente a EoE.[33] O estudo consistiu em um período de tratamento de 12 semanas, seguido por 16 semanas de acompanhamento. Houve melhora endoscópica, redução do pico de eosinófilos, além de melhora da disfagia no grupo que recebeu dupilumabe em comparação com o grupo placebo.

▪ Anti-interleucina 5 (Anti-IL5)

A IL5 está envolvida no tráfico e na sobrevida dos eosinófilos. Dada a expressiva infiltração eosinofílica esofágica que caracteriza EoE, as terapias anti-IL-5 destinadas a combater a inflamação eosinofílica têm sido algumas das terapias biológicas mais estudadas em EoE. Os estudos publicados até o momento apresentam resultados heterogêneos e embora vários inibidores de IL-5 tenham diminuído de maneira significativa a infiltração eosinofílica esofágica,[34-36] de maneira geral, eles não foram capazes de induzir remissão histológica profunda (menos de 5 eosinófilos por campo de grande aumento) nem de melhorar de forma significativa escores de sintomas de EoE.[36,37]

▪ Mepolizumabe

Estudos com mepolizumabe mostram resultados variáveis. Os primeiros relatos de caso publicados sugeriam melhora sintomática e histológica,[34,35] mas os estudos subsequentes foram menos consistente em mostrar uma resposta sintomática.[36,37] Quatro adultos com EoE receberam três infusões de mepolizumabe (750 mg) mensais. Houve diminuição significativa na eosinofilia sérica, no pico médio de eosinófilos esofágico e nos escores de qualidade de vida.[35] Em um estudo, cinco adultos receberam inicialmente 2 infusões de 750 mg de Mepolizumab, com intervalo de 7 dias, e seis controles receberam placebo.[36] O tratamento de manutenção dos pacientes foi descontinuado 4 semanas antes do início do mepoluzimabe e não foi reintroduzido ao longo do estudo. Após 8 semanas, nenhum paciente atingiu remissão siginificativa (< 5 eosinófilos/CGA) e receberam mais duas doses de 1.500 mg ou placebo com intervalo de 4 semanas. Embora tenha sido descrito diminuição significativa no pico de eosinonófilos, 4 semanas após a última infusão, no grupo que recebeu mepolizumabe, houve melhora limitada dos sintomas de EoE.

Em um estudo multicêntrico prospectivo (sem grupo placebo), 59 crianças com EoE receberam três doses diferentes de mepolizumabe a cada 4 semanas. Houve redução significativa na média da eosinófilos esofágicos e em alterações endoscópicas. Vale salientar que esses achados não diferiram de forma significativa nas diferentes doses utilizadas e que de melhora histológica e endoscópica. Além disto, nesse estudo também não houve melhora significativa nos sintomas de EoE.[37] Em outro estudo multicêntrico RDCPC, 43 crianças com EoE foram tratadas com três diferentes doses de mepolizumabe por 12 semanas, de modo que apenas 40% apresentaram diminuição do pico de eosinófilo (< 15 eosinófilos/CGA).[38] Atualmente, está em andamento um estudo RDCPC com mepolizumabe em pacientes com EoE que têm como desfecho primário avaliar a melhora da disfagia.[42]

▪ Reslizumabe

Em um ensaio RDCPC envolvendo 226 pacientes com idade 5-18 anos com EoE com três doses diferentes da medicação, reslizumabe reduziu significativamente a contagens de eosinófilos esofágicos intraepitelial. Entretanto, não houve nenhuma diferença na melhora dos sintomas entre o grupo reslizumabe e controles nem correlação significativa entre a melhora dos sintomas e a contagem de eosinófilos esofágicos intraepiteliais.[39] Melhores resultados foram relatados usando a droga em crianças e adolescentes por um período maior de tempo.[40]

▪ Benralizumabe

Benralizumabe é um anticorpo monoclonal direcionado para a IL-5 cadeia alfa do receptor (IL-5Rα) em eosinófilos, é de utilidade potencial e EoE,[41] mas nenhum estudo foi publicado até o momento. Atualmente, está em andamento um estudo RDCPC com Benralizumabe em pacientes com EoE.[43]

Considerações Finais

A pluralidade *fenoendotípica* tão marcante na EoE pode explicar porque as terapias convencionais mais utilizadas (esteroides tópicos, inibidores de bombas de prótons e dietas de restrição) não são eficazes para todos os pacientes com EoE. Desse modo, tratamentos direcionados para alvos e fenótipos específicos e mais seguros na utilização a longo prazo são claramente necessários. Vários estudos estão avaliando a eficácia de novas terapias biológicas visando o bloqueio de receptores e de citocinas inflamatórias centrais na fisiopatologia do EoE.[27]

Referências Bibliográficas

1. Atkins D, Furuta GT, Liacouras CA, Spergel JM. Eosinophilic esophagitis phenotypes: Ready for prime time? Pediatr Allergy Immunol. Jun 2017;28(4):312-9. doi:10.1111/pai.12715.
2. Shoda T, Wen T, Aceves SS, et al. Eosinophilic oesophagitis endotype classification by molecular, clinical, and histopathological analyses: a cross-sectional study. Lancet Gastroenterol Hepatol. May 2 2018; doi:10.1016/S2468-1253(18)30096-7.

3. Mudde AC, Lexmond WS, Blumberg RS, Nurko S, Fiebiger E. Eosinophilic esophagitis: published evidences for disease subtypes, indications for patient subpopulations, and how to translate patient observations to murine experimental models. World Allergy Organ J. 2016;9:23. doi:10.1186/s40413-016-0114-3
4. Ruffner MA, Cianferoni A. Phenotypes and endotypes in eosinophilic esophagitis. Ann Allergy Asthma Immunol. 03 2020;124(3):233-239. doi:10.1016/j.anai.2019.12.011.
5. Lucendo AJ, Molina-Infante J, Arias Á, et al. Guidelines on eosinophilic esophagitis: evidence-based statements and recommendations for diagnosis and management in children and adults. United European Gastroenterol J. Apr 2017;5(3):335-358. doi:10.1177/2050640616689525.
6. Friedlander JA, DeBoer EM, Soden JS, et al. Unsedated transnasal esophagoscopy for monitoring therapy in pediatric eosinophilic esophagitis. Gastrointest Endosc. Feb 2016;83(2):299-306.e1. doi:10.1016/j.gie.2015.05.044.
7. Postma GN, Cohen JT, Belafsky PC, et al. Transnasal esophagoscopy: revisited (over 700 consecutive cases). Laryngoscope. Feb 2005;115(2):321-3. doi:10.1097/01.mlg.0000154741.25443.fe.
8. Nguyen N, Lavery WJ, Capocelli KE, et al. Transnasal Endoscopy in Unsedated Children With Eosinophilic Esophagitis Using Virtual Reality Video Goggles. Clin Gastroenterol Hepatol. Nov 2019;17(12):2455-2462. doi:10.1016/j.cgh.2019.01.023.
9. Philpott H, Nandurkar S, Royce SG, Gibson PR. Ultrathin unsedated transnasal gastroscopy in monitoring eosinophilic esophagitis. J Gastroenterol Hepatol. Mar 2016;31(3):590-4. doi:10.1111/jgh.13173.
10. Iqbal U, Siddique O, Ovalle A, Anwar H, Moss SF. Safety and efficacy of a minimally invasive cell sampling device ('Cytosponge') in the diagnosis of esophageal pathology: a systematic review. Eur J Gastroenterol Hepatol. Nov 2018;30(11):1261-1269. doi:10.1097/meg.0000000000001210.
11. Katzka DA, Geno DM, Ravi A, et al. Accuracy, safety, and tolerability of tissue collection by Cytosponge vs endoscopy for evaluation of eosinophilic esophagitis. Clin Gastroenterol Hepatol. Jan 2015;13(1):77-83.e2. doi:10.1016/j.cgh.2014.06.026.
12. Katzka DA, Smyrk TC, Alexander JA, et al. Accuracy and Safety of the Cytosponge for Assessing Histologic Activity in Eosinophilic Esophagitis: A Two-Center Study. Am J Gastroenterol. Oct 2017;112(10):1538-1544. doi:10.1038/ajg.2017.244.
13. Nhu QM, Moawad FJ. New Developments in the Diagnosis and Treatment of Eosinophilic Esophagitis. Curr Treat Options Gastroenterol. Mar 2019;17(1):48-62. doi:10.1007/s11938-019-00216-7.

14. Slack IF, Schwartz JT, Mukkada VA, Hottinger S, Abonia JP. Eosinophilic Esophagitis: Existing and Upcoming Therapies in an Age of Emerging Molecular and Personalized Medicine. Curr Allergy Asthma Rep. Jun 6 2020;20(8):30. doi:10.1007/s11882-020-00928-2.
15. Salter BM, Ju X, Sehmi R. Eosinophil Lineage-Committed Progenitors as a Therapeutic Target for Asthma. Cells. Feb 2021;10(2)doi:10.3390/cells10020412.
16. Morris DW, Stucke EM, Martin LJ, et al. Eosinophil progenitor levels are increased in patients with active pediatric eosinophilic esophagitis. J Allergy Clin Immunol. Sep 2016;138(3):915-918.e5. doi:10.1016/j.jaci.2016.03.027.
17. Schwartz JT, Morris DW, Collins MH, Rothenberg ME, Fulkerson PC. Eosinophil progenitor levels correlate with tissue pathology in pediatric eosinophilic esophagitis. J Allergy Clin Immunol. 03 2019;143(3):1221-1224.e3. doi:10.1016/j.jaci.2018.10.036.
18. Furuta GT, Kagalwalla AF, Lee JJ, et al. The oesophageal string test: a novel, minimally invasive method measures mucosal inflammation in eosinophilic oesophagitis. Gut. Oct 2013;62(10):1395-405. doi:10.1136/gutjnl-2012-303171.
19. Ackerman SJ, Kagalwalla AF, Hirano I, et al. One-Hour Esophageal String Test: A Nonendoscopic Minimally Invasive Test That Accurately Detects Disease Activity in Eosinophilic Esophagitis. Am J Gastroenterol. Oct 2019;114(10):1614-1625. doi:10.14309/ajg.0000000000000371.
20. Rajkomar A, Dean J, Kohane I. Machine Learning in Medicine. N Engl J Med. 04 2019;380(14):1347-1358. doi:10.1056/NEJMra1814259.
21. Liu Y, Chen PC, Krause J, Peng L. How to Read Articles That Use Machine Learning: Users' Guides to the Medical Literature. JAMA. 11 2019;322(18):1806-1816. doi:10.1001/jama.2019.16489.
22. Sallis BF, Erkert L, Moñino-Romero S, et al. An algorithm for the classification of mRNA patterns in eosinophilic esophagitis: Integration of machine learning. J Allergy Clin Immunol. Apr 2018;141(4):1354-1364.e9. doi:10.1016/j.jaci.2017.11.027.
23. Dellon ES, Katzka DA, Collins MH, Hamdani M, Gupta SK, Hirano I. Budesonide Oral Suspension Improves Symptomatic, Endoscopic, and Histologic Parameters Compared With Placebo in Patients With Eosinophilic Esophagitis. Gastroenterology. Mar 2017;152(4):776-786.e5. doi:10.1053/j.gastro.2016.11.021.
24. Miehlke S, Hruz P, Vieth M, et al. A randomised, double-blind trial comparing budesonide formulations and dosages for short-term treatment of eosinophilic oesophagitis. Gut. Mar 2016;65(3):390-9. doi:10.1136/gutjnl-2014-308815.
25. Eluri S, Runge TM, Hansen J, et al. Diminishing Effectiveness of Long-Term Maintenance Topical Steroid Therapy in PPI Non-Responsive Eosinophilic

Esophagitis. Clin Transl Gastroenterol. Jun 15 2017;8(6):e97. doi:10.1038/ctg.2017.27.
26. Dellon ES, Katzka DA, Collins MH, et al. Safety and Efficacy of Budesonide Oral Suspension Maintenance Therapy in Patients With Eosinophilic Esophagitis. Clin Gastroenterol Hepatol. Mar 2019;17(4):666-673.e8. doi:10.1016/j.cgh.2018.05.051.
27. Greuter T, Hirano I, Dellon ES. Emerging therapies for eosinophilic esophagitis. J Allergy Clin Immunol. Jan 2020;145(1):38-45. doi:10.1016/j.jaci.2019.10.027.
28. Blanchard C, Mingler MK, Vicario M, et al. IL-13 involvement in eosinophilic esophagitis: transcriptome analysis and reversibility with glucocorticoids. J Allergy Clin Immunol. Dec 2007;120(6):1292-300. doi:10.1016/j.jaci.2007.10.024.
29. Blanchard C, Mingler MK, McBride M, et al. Periostin facilitates eosinophil tissue infiltration in allergic lung and esophageal responses. Mucosal Immunol. Jul 2008;1(4):289-96. doi:10.1038/mi.2008.15.
30. Rothenberg ME, Wen T, Greenberg A, et al. Intravenous anti-IL-13 mAb QAX576 for the treatment of eosinophilic esophagitis. J Allergy Clin Immunol. Feb 2015;135(2):500-7. doi:10.1016/j.jaci.2014.07.049.
31. Hirano I, Collins MH, Assouline-Dayan Y, et al. RPC4046, a Monoclonal Antibody Against IL13, Reduces Histologic and Endoscopic Activity in Patients With Eosinophilic Esophagitis. Gastroenterology. Feb 2019;156(3):592-603. e10. doi:10.1053/j.gastro.2018.10.051.
32. de Rooij WE, Dellon ES, Parker CE, et al. Pharmacotherapies for the Treatment of Eosinophilic Esophagitis: State of the Art Review. Drugs. Sep 2019;79(13):1419-1434. doi:10.1007/s40265-019-01173-2.
33. Hirano I, Dellon ES, Hamilton JD, et al. Efficacy of Dupilumab in a Phase 2 Randomized Trial of Adults With Active Eosinophilic Esophagitis. Gastroenterology. Jan 2020;158(1):111-122.e10. doi:10.1053/j.gastro.2019.09.042.
34. Garrett JK, Jameson SC, Thomson B, et al. Anti-interleukin-5 (mepolizumab) therapy for hypereosinophilic syndromes. J Allergy Clin Immunol. Jan 2004;113(1):115-9. doi:10.1016/j.jaci.2003.10.049.
35. Stein ML, Collins MH, Villanueva JM, et al. Anti-IL-5 (mepolizumab) therapy for eosinophilic esophagitis. J Allergy Clin Immunol. Dec 2006;118(6):1312-9. doi:10.1016/j.jaci.2006.09.007.
36. Straumann A, Conus S, Grzonka P, et al. Anti-interleukin-5 antibody treatment (mepolizumab) in active eosinophilic oesophagitis: a randomised, placebo-controlled, double-blind trial. Gut. Jan 2010;59(1):21-30. doi:10.1136/gut.2009.178558.
37. Assa'ad AH, Gupta SK, Collins MH, et al. An antibody against IL-5 reduces numbers of esophageal intraepithelial eosinophils in children with eosinophi-

lic esophagitis. Gastroenterology. Nov 2011;141(5):1593-604. doi:10.1053/j.gastro.2011.07.044.
38. Otani IM, Anilkumar AA, Newbury RO, et al. Anti-IL-5 therapy reduces mast cell and IL-9 cell numbers in pediatric patients with eosinophilic esophagitis. J Allergy Clin Immunol. Jun 2013;131(6):1576-82. doi:10.1016/j.jaci.2013.02.042.
39. Spergel JM, Rothenberg ME, Collins MH, et al. Reslizumab in children and adolescents with eosinophilic esophagitis: results of a double-blind, randomized, placebo-controlled trial. J Allergy Clin Immunol. Feb 2012;129(2):456-63, 463.e1-3. doi:10.1016/j.jaci.2011.11.044.
40. Markowitz JE, Jobe L, Miller M, Frost C, Laney Z, Eke R. Safety and Efficacy of Reslizumab for Children and Adolescents With Eosinophilic Esophagitis Treated for 9 Years. J Pediatr Gastroenterol Nutr. Jun 2018;66(6):893-897. doi:10.1097/mpg.0000000000001840.
41. Roufosse F. Targeting the Interleukin-5 Pathway for Treatment of Eosinophilic Conditions Other than Asthma. Front Med (Lausanne). 2018;5:49. doi:10.3389/fmed.2018.00049.
42. Clinicaltrials.org. Mepo for EoE Study https://clinicaltrials.gov/ct2/show/NCT03656380. Acesso em 17 de Junho de 2021.
43. Clinicaltrials.org. A Study of Benralizumab in Patients with Eosinophilc Esophagitis (MESSINA). Disponível em: https://clinicaltrials.gov/ct2/show/NCT0454340. Acesso em 17 de Junho de 2021.

Índice Remissivo

A

Abscessos eosinofílicos, 38
Aeroalérgenos, 9
Alergia alimentar, 7
Alteração epitelial de superfície, 38
Anti-interleucina
 5, 116
 13, 115
Associação com atopia e alergia alimentar, 7
 outros fatores indicativos da, 9
Atopia, 7, 9

B

Benralizumabe, 118
Biológicos, 114
Biomarcadores, 112
Budesonida, 67

C

Células epiteliais disqueratóticas, 38
Citoesponja, 111
Corticoides
 deglutidos, 66
 novas formulações de, 114
Corticoterapia oral, 83

D

Dieta(s)
 de eliminação, 87
 de restrição, 70
  empírica, 72
  guiada por testes, 74
 elementar, 71
 escolhendo e instituindo a, 75
Dilatação esofágica, 82
Doença do refluxo gastroesofágico, 29, 48
Dupilumabe, 115

E

Ecoendoscopia, 57
Edema de mucosa, 34
Endoflip®, 58
Endoscopia digestiva, 34

Endótipos, 18, 22
  não T2, 23
Eosinofilia reacional, 50
Eosinófilos na camada superficial, 38
Esofagite eosinofílica, 2
  alterações
    histopatológicas, 37
    macroscópicas, 34
  critérios diagnósticos, 41
  diagnóstico, 33
    de complicações da, 53
    diferencial, 47
  etiopatogenia, 3
  fenótipos e endótipos, 18, 19
  genética, 15
  imunoterapia oral e risco de, 103
  inteligência artificial no diagnóstico de, 113
  mecanismos imunológicos, 4
  opções terapêuticas, 61
  perspectivas no diagnóstico e tratamento, 109
  prognóstico, 97
  quando suspeitar de, 27
  tratamento de manutenção, 85
Esofagograma, 56
Esofagoscopia transnasal, 111
Espaços intercelulares dilatados, 38
Estenose esofágica, 54
Exsudatos esbranquiçados e traqueização, 35

F

Fenótipos, 18, 19
Fibrose da lâmina própria, 38

G

Genética, 15

H

Hábitos compensatórios aos sintomas de esofagite eosinofílica, 30
Hiperplasia zona basal, 38
Hipóteses para o desenvolvimento de EoE durante a imunoterapia, 106

I

Imunoterapia oral e risco de esofagite eosinofílica, 103

Inflamação eosinofílica, 38

Inibidores de bomba de prótons, 10, 62

Inteligência artificial no diagnóstico de esofagite eosinofílica, 113

Investigação da sensibilização/alergia a alimentos, 39

L

Laceração de mucosa pós-passagem endoscópica, 35

M

Manometria de alta resolução, 58

Mecanismos imunológicos, 4, 106

Mepolizumabe, 116

P

Painel diagnóstico de esofagite eosinofílica, 59

Perfuração esofágica, 59

Progenitor de eosinófilos no sangue, 112

Propionato de fluticasona, 67

R

Reintrodução de alimentos, 77

Reslizumabe, 117

Resposta imune T2 básica, 23

S

Síndrome hipereosinofílica, 49

Sintomas sugestivos de esofagite eosinofílica, 28

String test, 113

T

Tratamento farmacológico de manutenção, 89